TUS PESOS BAJAN CON LA DIETA HAPPY

Comprende por qué y cómo funciona

Todos en algún momento de su vida necesitan o quieren perder peso. Ya sea por razones de salud o simplemente para sentirse mejor con usted...

Manfred O. Koeppel

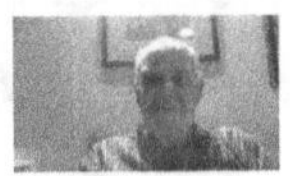

Todos en algún momento de su vida necesitan o quieren perder peso. Ya sea por razones de salud o simplemente para sentirse mejor con usted, decidir un plan de pérdida de peso no es tan fácil como parece.

ISBN-13: 9798649747837

Diseño de la portada de: Pintor artístico
Número de control de la Biblioteca del Congreso: 2018675309
Impreso en los Estados Unidos de América

CONTENIDO

1. ASÍ FUNCIONA LA DIETA HAPPY

Comprender por qué y cómo funciona la dieta feliz.

Hay una explicación simple y ese ser es que puedes elegir lo que quieres comer. La mayoría de las dietas de hoy demuestran ser muy estresantes para muchos hombres y mujeres en su búsqueda para perder peso. Esto se debe a que están siguiendo las instrucciones de otros sobre lo que deberían y no deberían comer. ¿Cómo lo saben estas personas? ¿Qué te hace cosquillas?

Descubre cómo la dieta feliz puede funcionar para ti, cuál es la dieta feliz que pides. Es una dieta cuidadosamente diseñada por usted mismo con todas las cosas que le gusta comer. Puedes elegir tus carnes, frutas y verduras frescas

Las dietas definitivamente funcionan si cumples con todas las reglas, las rompes y luego no hay resultados. Ahora permítanos tener una dieta excelente que tenga sentido y garantice una sonrisa en su rostro.
Solo, imagine su dieta con todos los ingredientes jugosos y carnes suculentas que se adaptan a su paleta

Siempre, consulte a un médico si está pensando en hacer dieta o hacer ejercicio, ya que las personas diferimos de muchas maneras.

 Un poco de investigación sobre la ingesta diaria de proteínas y grasas de carbohidratos es un factor importante al diseñar su dieta. Le sugiero que explore las revistas o se acerque a los centros de información para adelgazar para obtener información sobre los alimentos elegidos.

Encuentra una lista de todos los alimentos que sabes que vas a disfrutar usando en tus recetas y que son buenos para ayudarte a perder esos kilos de más. Luego acóplelo a los que desea tener en su menú.

Esta parte de la dieta feliz puede resultar muy educativa y divertida, por decir lo menos. La gente acepta dietas y todos los ingredientes. De esta manera, puedes profundizar más en las elecciones que has hecho para tu propio plan personal.

Después de verificar todos los factores importantes como, por ejemplo, consultar al médico y la ingesta diaria de grasas, etc., ahora estamos listos para el lado físico de las cosas. Algunas ideas para ayudar a acelerar el proceso (ejercicio) intenta bailar alrededor de la mesa de la cocina con los niños que hacen pensar que estás enojado, pero a quién le importa estás en una misión para encontrar el nuevo tú.

Limpieza de primavera no una vez a la semana, tal vez dos veces. Esto ayudará a apurar las cosas y negociar una casa más limpia. Recuerde que este es su plan, hágalo cuando le convenga. Los resultados solo se obtendrán si se atiene a lo que comenzó a hacer. Caminar una gran forma de ejercicio, por qué no considerar las lecciones de salsa, todo ayuda. No esperes resultados de la noche a la mañana

Para empezar (Disculpe el juego de palabras) tire la sartén. Menos grasa en el plato para perder peso. Sin duda, asar a la parrilla es una opción mucho más saludable y sabrosa.

Reduzca (SÍ) recorte (NO) todavía puede mordisquear pequeñas golosinas. ¿Solo cortar? Observe dónde otros salen mal, la mayoría de las dietas, por supuesto, no funcionarán si se rompen las reglas. Ahora, ¿por qué querrías romper las reglas de la dieta

feliz cuando elegiste todo lo que está en el menú?
(Que tiene sentido)
Consultar a un dietista es una buena idea para obtener información. Unirse a un club de lectura también puede resultar inva-
luable en su búsqueda. Haga sus recetas para satisfacer sus papi-
las gustativas

2. NO TIENES QUE PASAR HAMBRE SI PIERDES PESO

Todos en algún momento de su vida necesitan o quieren perder peso. Ya sea por razones de salud o simplemente para sentirse mejor con usted, decidir un plan de pérdida de peso no es tan fácil como parece.

Hay literalmente miles de planes y productos en el mercado hoy diseñados para ayudar al sobrepeso a perder kilos no deseados.

Uno de esos planes es el plan de dieta baja en carbohidratos. En este plan, la ingesta de carbohidratos se limita a unos pocos gramos por día. Al limitar los panes y las pastas, el cuerpo utiliza la grasa que almacenó y que la dieta comienza a perder peso en cuestión de semanas. Algunos alimentos que deben evitarse cuando se sigue una dieta baja en carbohidratos son; Dulces, Donuts, Tartas y Pasteles. También debe evitarse todo lo que contenga harina blanca, como pan, panecillos, bagues, pasta y arroz blanco.

Aunque esto puede parecer muchas opciones para renunciar, estos alimentos son muy ricos en carbohidratos. Esto es particularmente peligroso para aquellos que sufren de diabetes. Los expertos en salud teorizan que una dieta alta en carbohidratos podría elevar sus niveles de azúcar en la sangre a niveles potencialmente mortales.

Todos llegan a un punto en su vida donde quieren o necesitan perder peso. Ya sea por razones de salud o para sentirse mejor, decidir un plan de pérdida de peso no es tan fácil como parece.

Hay literalmente miles de planes y productos en el mercado hoy para ayudar al sobrepeso a arrojar libras no deseadas.

Hay buenas opciones de carbohidratos. La carne es naturalmente baja en carbohidratos. El hígado es la excepción a esta regla. Huevos, aves, pescados, mariscos son buenas opciones de menú. Son fáciles de preparar y están llenos de vitaminas. Las verduras verdes que son bajas en almidón incluyen brócoli, espárragos, espinacas, verduras de ensalada; La coliflor, las judías verdes, las coles de Bruselas y el apio también son buenos alimentos que complementan cualquier comida.

Hay tantos alimentos de buena elección para elegir y tantas formas de prepararlos que no se perderán los alimentos de mala elección cuando se sigue una dieta baja en carbohidratos.

La fibra es otra parte esencial de la dieta. La fibra ayuda al cuerpo de muchas maneras. Cuando no obtienes suficiente fibra, se pierde el propósito de una dieta.

Algunos beneficios para la salud que provienen de una dieta baja en carbohidratos son; Niveles de insulina más bajos y azúcar en la sangre estabilizada, que es un gran beneficio para la salud de los diabéticos. Bajar la presión arterial, bajar el colesterol, más energía y quizás la razón más importante para hacer dieta, para mantener el peso.

A diferencia de otras dietas, la dieta baja en carbohidratos es segura para todos. No hay efectos secundarios por seguir esta dieta, ya que no hay restricciones de límite de alimentos para una dieta baja en carbohidratos.

Hay tantas opciones de menú que se puede preparar una comida diferente todos los días y la persona que hace dieta no tendría la misma comida dos veces. Para alguien que se ha comprometido seriamente a perder peso, se debe considerar seriamente un estilo de vida bajo en carbohidratos.

Las comidas festivas se pueden preparar siguiendo recetas dietéticas bajas en carbohidratos que son fáciles, elegantes y deliciosas. Con todos los sitios en Internet dedicados a la cocina baja en carbohidratos, ya no hay razón para temer seguir haciendo dieta.

Atrás quedaron los días en que las personas a dieta tenían que morirse de hambre y sufrir

Los dolores del hambre, todo por perder peso. Los bajos en carbohidratos ofrecen una alternativa saludable a la dieta.

3. DIETA BAJA EN CARBOHIDRATOS Y ALTA EN PROTEÍNAS

Este tipo de dieta se hizo muy popular recientemente debido a la promoción de la popular dieta de la dieta Atkins. Esta dieta es muy popular porque no hay un conteo de calorías involucrado, y muchos alimentos que a muchas personas les encanta comer están permitidos en la dieta. Además, la dieta Atkins es una dieta alta en proteínas, lo que significa que el peso perdido durante esta dieta no dará como resultado la pérdida de masa muscular, ya que la proteína es el principal nutriente necesario para mantener un tono muscular saludable. Esta dieta básicamente elimina los carbohidratos, que son azúcares simples o alimentos que se descomponen en azúcares simples. Estos sirven como calorías vacías en su dieta, sin proporcionar nutrientes, pero muchas calorías.

Si bien no cubriremos la dieta Atkins aquí, podemos brindarle los conceptos básicos de la dieta alta en proteínas y baja en carbohidratos. Primero, identifiquemos los carbohidratos. El azúcar, incluido el azúcar en polvo, el azúcar blanco granulado, el azúcar moreno o cualquier tipo de azúcar que se te ocurra, es el carbohidrato principal que deberías eliminar. Todos los tipos de pastas cuentan como carbohidratos, lo que significa que todos los productos de fideos y espaguetis deben eliminarse. Los almidones de cualquier tipo, como el arroz blanco, las papas y las papas fritas, deben eliminarse. Los cereales son principalmente carbohidratos y deben evitarse por completo durante la fase de la dieta. Debido a la locura baja en carbohidratos, hay muchas opciones bajas en carbohidratos de refrescos, leche, helado, pan, cerveza y vino disponibles en el supermercado promedio. Si consume estos, asegúrese de hacerlo solo ocasionalmente y con moderación, incluso si es un tipo bajo en carbohidratos. De lo contrario, los alimentos antes mencionados deben eliminarse por completo cuando no sean del tipo bajo en carbohidratos. Tenga cuidado con los alimentos que contienen azúcares ocultos, como el tocino, la salsa de barbacoa, el ketchup, el aderezo para ensaladas, el jarabe para la tos y el jugo de frutas. Por extraño que parezca, las frutas y los jugos de frutas deben eliminarse durante la fase de pérdida de peso de esta dieta, ya que son carbohidratos casi puros. Cualquier cosa hecha con harina debe eliminarse durante la fase de pérdida de peso, ya que, como se mencionó anteriormente, tienen un alto contenido de carbohidratos.

¿Ahora que puedes comer? Bueno, la buena noticia es que puedes comer todas las carnes, pescados, aves y mariscos, excepto las carnes preparadas como el tocino y el jamón cocido al horno con miel, que tienen un alto contenido de azúcar. Omita el pan y coma carne y ensalada, o carne en su ensalada. Los huevos son muy bajos en carbohidratos, pero asegúrese de omitir la mayonesa o el aderezo para ensaladas a menos que sea mayonesa o aderezo bajo en carbohidratos. Cualquier tipo de verdura está bien, pero asegúrese de darse cuenta de que al hacer esa ensalada que los tomates son realmente una fruta, y desea limitar su consumo al menos durante la fase de pérdida de peso. Elija el arroz integral como su reemplazo de almidón, ya que es bajo en carbohidratos en comparación con las papas, el pan o el arroz blanco. El queso es bueno en cantidades limitadas, ya que es un alimento rico en proteínas y bajo en carbohidratos. Se puede usar mantequilla y crema, pero se debe consumir en cantidades limitadas. Un carbohidrato complejo que es bueno es la fibra, ya que no se descompone en azúcar simple y ayuda al cuerpo a eliminarlo. Además, la fibra lo llena rápidamente sin agregar calorías significativas, por lo que los dolores de hambre se superan con éxito.

Finalmente, asegúrese de beber al menos ocho vasos de 8 onzas de agua al día como mínimo además de cualquier otro líquido que pueda consumir. La deshidratación a menudo se disfraza de hambre y causa comer en exceso. Por supuesto, nuevamente el ejercicio es una parte necesaria y vital de su plan de dieta, que cubriremos en la siguiente sección sobre ejercicio.

Una vez que pierde el peso que se propuso perder, la fase de pérdida de peso de su dieta ha terminado. Por supuesto, tenga en cuenta que está haciendo cambios en el estilo de vida, no haciendo dietas de moda o atracones. Esto significa que no volverá a sus viejos hábitos alimenticios. En cambio, introducirá ciertos alimentos nuevamente en su dieta con moderación. Por ejemplo, puede agregar un par de tiras de tocino una vez por semana a su plan de comidas. Puedes disfrutar pequeñas porciones de postres de cualquier tipo, simplemente con moderación. Es mejor evitar los refrescos por completo, u optar por el tipo bajo en carbohidratos de forma permanente. Si introduce otros alimentos cargados de carbohidratos, asegúrese de hacerlo solo en una comida y en pequeñas porciones. Reducir los carbohidratos se convertirá en un estilo de vida para usted cuando siga este plan, es muy probable que uno aumente su nivel de energía general y lo ayude a mantener el peso.

4. NIÑOS CON SOBREPESO

¿Qué tan importante es la salud de sus hijos y la de usted? Este asunto debe abordarse de inmediato, ya que es una preocupación importante para muchos padres que crían niños en la actualidad. Las madres y los padres son padres de la mejor y única forma en que saben cómo hacerlo, y esto es según los estándares de cómo se criaron cuando crecían.

Pero los tiempos han cambiado; Ahora vivimos en un mundo enfermo de drogas contaminantes, gases fatales, asbesto, obesidad y mucho más.

La prevención no es una cura probada y un fin también, pero definitivamente ralentiza el proceso si alguno de los asesinos mencionados ataca cerca de casa.

Droga la pesadilla de todos los padres, todo lo que puede hacer en este departamento es apoyar y dar consejos sobre lo que está bien y lo que está mal en caso de que su hijo se involucre. Sigue señalando los peligros y cómo te sentirías decepcionado si tomaran esta ruta en su vida.

Mencioné tu salud, así que si eres un padre que se ha aventurado en este camino de autodestrucción, no es demasiado tarde para actuar y buscar ayuda.

¿Quién cuidará a los niños si algo te sucede? Recuerda que no recibirán el mismo tipo de amor que tu madre y tu padre dieron de sus padres.

La alimentación saludable debe estar en la cima de su lista de prioridades para sus hijos, ayudando así a combatir la obesidad. Antes de entregarles un plato de pastel de crema con chips grasientos o una barra de chocolate, ¿piensas? Un niño gordo nunca será un niño feliz, créame cuando digo que he visto la tortura que sufren algunos niños en la escuela al recibir las bromas / bromas de otros alumnos.

Los niveles de estrés para el niño víctima se vuelven insoportables cuando sufren en silencio luchando para lidiar con el dolor mental y la tortura. Por lo tanto, resulta en algunos casos muy desafortunados donde el suicidio fue la solución.
La ansiedad es un asesino solo,

No digo que los niños no deban comer chocolate y otras golosinas. Recuerdo que siendo la mejor parte de mi infancia, mi ración semanal de dulces. Lo que estoy tratando de decir es simplemente reducirlos en exceso. Demasiado de algo bueno puede venir con una sentencia de muerte.

Algunos casos en niños con sobrepeso se deben a cuestiones de salud y no se pueden evitar. Hay razones detrás de los kilos de más que llevan y les deseo a todos los padres que se preocupan en estas circunstancias que tengan un buen tratamiento para la causa de la obesidad de sus hijos.

Pero para las madres que se sientan en la televisión nacional y se jactan de los hábitos alimenticios de su hijo / hija de dos años que pesa 5 piedras y se sientan como un pequeño enano en sus regazos. Entonces aquí es donde entra en juego la pena de muerte, donde la madre se convierte en la asesina.

5. COMER SABIAMENTE Y PERDER PESO

Tenga en cuenta que no soy dietista ni médico, y mis opiniones son las de un profesor de Yoga y un estudiante de toda la vida de Ayurveda. Siempre, consulte a su médico de familia antes de cambiar su dieta.

En general, se puede acordar que comer con prudencia y la pérdida de peso a menudo no concuerdan. Solo, mire hacia atrás que el desfile de "dietas de moda" que no parecía funcionar a largo plazo y, en retrospectiva, no fue sabio desde el principio.

Este artículo será una "unión" de ideas de principios ayurvédicos, conceptos modernos de acondicionamiento físico y estrategias generales para mejorar la salud.

No hace falta decir que una dieta vegetariana es saludable. Hace solo una década, había muchas reservas, entre los médicos locales en Nueva Inglaterra, con respecto a este concepto. Con qué rapidez cambian el conocimiento, la percepción y las opiniones.

Marie, mi esposa, me expuso a la dieta vegetariana. Antes de eso, comí lo que ahora se llama la "dieta mediterránea". La dieta que como, hasta el día de hoy, es una combinación de los dos. La combinación de estas dos dietas "clásicas" es fácil para mí y no es un esfuerzo para mí.

Ese es el mayor obstáculo para la mayoría de las personas. Muchos de nosotros adoptamos un cambio radical en la dieta con el que no podemos vivir. La mayoría de nosotros podemos darnos el lujo de hacer algunos pequeños cambios a la vez, en lugar de cambiar todo a la vez, a menos que esté haciendo dieta bajo la guía de su médico o dietista.

Por lo tanto, propongo algunos pequeños cambios en sus hábitos alimenticios que tendrán sentido. No tiene que cambiarlos todos a la vez.

Siéntate y concéntrate en comer tu comida.

Evite la televisión, la lectura, las conversaciones acaloradas, etc.

Mastique bien su comida a un ritmo lento y no ponga más comida en su boca hasta que haya tragado la mordida anterior.

Tenga en cuenta lo hambriento que está antes de su comida.

Trate de evitar demasiado tiempo entre comidas, ya que esto lleva a un consumo excesivo y su estómago nunca debe estar más de tres cuartos lleno, después de una comida.

Consejo de ejercicio: Algunos de ustedes practican Yoga y comprenden los muchos beneficios de los Saludos al Sol, pero ¿alguna vez han intentado la resistencia al peso?

El entrenamiento de fuerza aumenta el gasto de energía durante una sesión de entrenamiento de resistencia con pesas. La alta intensidad del entrenamiento de fuerza indica una alta utilización de carbohidratos durante una sesión de entrenamiento.

Durante el período de recuperación posterior al ejercicio, el gasto de energía se eleva durante un período que oscila entre dos y quince horas. La mayor demanda de energía se obtiene al quemar más calorías, y una buena parte de las calorías proviene de las reservas de grasa.

6. ¿NECESITA PERDER PESO RÁPIDAMENTE PARA UNA OCASIÓN ESPECIAL?

Si tiene un poco de peso que perder y quiere quitárselo rápido (por ejemplo, para que pueda encajar en esas grandes bragas para la boda de su primo), hay varias dietas que puede usar. La mayoría de estos no se recomendarían para la pérdida de peso a largo plazo, ya que restringen sustancialmente la ingesta de algunos nutrientes esenciales, por lo que su uso habitual puede no ser saludable. Pero si su dieta normal es saludable y solo desea un impulso rápido para bajar 8-10 libras (4.54 kg) rápidamente, o comenzar una nueva dieta con una explosión, la dieta de la sopa de col realmente funciona.

La dieta de la sopa de repollo ha existido durante casi 30 años. Se basa en la idea de que su cuerpo realmente usa más calorías para digerir la col que la cantidad que deriva de la col. Es una llamada 'dieta de calorías negativas' e incluye muchos alimentos que, como el repollo, son ricos en fibra y muy bajos en calorías.

La base de la dieta de la sopa de repollo es: ¿qué más? Sopa de repollo. Hay varias recetas de sopa de repollo disponibles. Esencialmente, la sopa está hecha con cebollas, pimientos, champiñones, zanahorias, repollo, apio y especias al gusto. Comerás la sopa todos los días, tanto como quieras.

Además, hay una rutina de alimentos de siete días para complementar la sopa de repollo.

Día uno: Toda la fruta que quieras (excepto plátanos) junto con toda la sopa que quieras. No hay bebidas con cafeína o refrescos. Beba solo agua, té y jugo de arándano.

Día dos: Coma todas las verduras que desee, pero evite los frijoles secos, los guisantes y el maíz. Coma verduras crudas, frescas o cocidas. Sin grasas, sin salsas, sin mantequilla. En la cena, puede comer una papa al horno con mantequilla y, por supuesto, ¡toda la sopa de repollo que desee!

Día tres: Coma todas las frutas y verduras que desee desde el día dos y el día tres, pero NO papas al horno.

Día cuatro: plátanos y leche descremada, sí, toda la leche descremada que quieras, más hasta ocho plátanos, junto con, lo has adivinado, toda la sopa de repollo que deseas.

Día cinco: Coma entre diez y veinte onzas de carne de res (o pollo sin piel o pescado asado). Beba al menos 10 vasos de agua y coma hasta seis tomates frescos. (si sustituye la carne hoy, puede que no mañana)

Día seis: Coma toda la sopa de carne, verduras y repollo que desee. No papa al horno. Un montón de verduras de hoja verde.

Día siete: puede tener todos los jugos de frutas sin endulzar, arroz integral y verduras que desee, y al menos un plato de sopa.

Eso es. Recuerde: esta dieta NO se recomienda para la pérdida de peso a largo plazo o el uso a largo plazo. No contiene suficientes carbohidratos complejos para estar saludable por más de unos pocos días. Pero si solo necesita un inicio rápido o una solución rápida, es una buena manera de acelerar el ritmo durante una semana.

7. APOYO: TUS OBJETIVOS DE PÉRDIDA DE PESO

Como cualquiera que haya estado a dieta sabe, tratar de perder peso es bastante difícil sin presiones adicionales. Si bien tener su entrenador personal de pérdida de peso sin duda ayudaría a las cosas, para muchas personas eso es simplemente un sueño inalcanzable.

Sin embargo, las historias de éxito en todo el mundo han demostrado que el mayor problema con respecto a la pérdida de peso exitosa no es el tipo de dieta que llevas a cabo, sino más bien la presencia de apoyo moral para ayudarte en el camino.

El apoyo moral proporciona una serie de beneficios útiles al intentar bajar de peso. Uno de los beneficios más importantes es la motivación. El solo hecho de hacerles saber a los demás que tiene la intención de perder peso automáticamente lo hace más responsable de perderlo. Si bien puede sentir que está bien incumplir sus objetivos cuando solo es usted involucrado; será mucho menos probable que rompas una promesa a los demás. Eso en sí mismo puede ser un fuerte motivador. Además, una red de apoyo puede hacer que el tiempo que pasa haciendo ejercicio y haciendo dieta sea más agradable y se sienta menos como una tarea.

Hay varias maneras de obtener el apoyo moral que necesita para que su programa de pérdida de peso sea un éxito. Una de las formas más fáciles de hacer esto es encontrar un compañero para bajar de peso. Este individuo puede ser alguien dentro de su hogar o familia o incluso alguien en su comunidad o en su trabajo; sin embargo, no necesariamente deben participar en un programa de pérdida de peso siempre que respalden sus objetivos de manera apresurada.

Esta persona puede apoyarlo yendo al gimnasio con usted o incluso acompañándolo durante una caminata diaria. En el agitado mundo de hoy puede ser difícil encontrar tiempo para ponerse al día y relacionarse con las personas importantes en su vida, pero esto proporciona una excelente manera de pasar tiempo con las personas cercanas a usted y obtener el apoyo emocional necesario para tener éxito en su vida. Objetivos de pérdida de peso.

Un socio de apoyo también puede ayudarlo a motivarse al alentarlo a cumplir con sus compromisos. Incluso alguien que no vive en su área puede ayudar al levantar el teléfono para preguntar cómo van las cosas.

Más allá de encontrar un amigo personal para la pérdida de peso, puede aprovechar los beneficios ofrecidos a través del apoyo moral uniéndose a un grupo de apoyo para la pérdida de peso. Durante los últimos años, estos grupos se han vuelto bastante populares y cuentan con numerosas historias de éxito anualmente. Algunos de los programas más conocidos, como Jenny Craig y Weight Watchers, combinan el apoyo a la pérdida de peso con regímenes dietéticos específicos. Por una tarifa específica, los miembros se reúnen regularmente para evaluar el progreso y hacer lo que funciona y lo que no.

Si bien muchos de los programas de apoyo para la pérdida de peso más conocidos también combinan regímenes de dieta específicos, no todos los programas de apoyo proporcionan pautas dietéticas estrictas. Algunos programas de soporte son solo sobre el soporte. Despegar libras con sensatez, a menudo denominado TOPS, es uno de estos grupos. Con más de 200,000 miembros en Norteamérica; TOPS se fundó hace 50 años para brindar apoyo continuo a personas que hacen dieta.

Los foros en línea sobre la dieta y la pérdida de peso también brindan un apoyo moral importante para quienes participan en los esfuerzos de pérdida de peso. Numerosos sitios web han surgido en toda la red con el único propósito de alentar a las personas que hacen dieta a reunirse en el espacio cibernético para discutir asuntos relacionados con la pérdida de peso. El factor de responsabilidad relacionado con los foros de pérdida de peso puede no ser tan fuerte como un compañero de pérdida de peso o un programa local de pérdida de peso y apoyo, pero puede ayudar a las personas que hacen dieta a conectarse con personas de ideas afines en una serie de cuestiones relacionadas con la dieta y la pérdida de peso. .

Independientemente del tipo de sistema de apoyo que elija, lo importante es asegurarse de rodearse de personas que lo motivarán y alentarán durante un momento difícil. Con la combinación correcta de apoyo, nutrición y ejercicio, puede lograr cualquier cosa.

8. VIVIENDO CON TU DIETA

Recientemente, estaba leyendo sobre un plan de dieta en el que tiras todo de tu despensa. Aunque esto suena como una gran noticia para los supermercados, a corto plazo, esto deja muy pocas opciones para que usted realmente coma.

¿Puedes existir con ensalada, cubierta con aderezo de aceite de semilla de lino, por el resto de tu vida?

Las personas creen que deben pagar penitencia por sus pecados alimenticios. La tortura en la dieta y el ejercicio parece ser buena para la conciencia y la prescripción del día. ¿De qué otra manera podemos explicar las dietas "fuera de la pared" y los programas de ejercicios "extremos"?

¿Qué pasó con comer con moderación y usar el sentido común? Incluso si está comiendo una "galleta dietética", no puede tener todo lo que quiere.

Si viaja o come en restaurantes con frecuencia, debe comer con moderación, espaciar sus comidas, llevar bocadillos saludables o visitar el bar de ensaladas en su supermercado local. Hay muchas buenas opciones, y no le costará un "brazo y una pierna".

Cuando comes, no debes sentirte lleno después de una comida. Esto ralentiza su sistema digestivo, de manera similar al principio de un "atasco de registro", y no puede comer durante seis horas o más, dependiendo de la cantidad de alimentos consumidos. Este es un momento en que su cuerpo está llorando para salir a caminar.

Debe sentirse cómodamente lleno cada vez que abandone la mesa, y debe comer cinco o seis veces al día; tres comidas de tamaño moderado y al menos dos meriendas saludables.

Lamento decir que las galletas de dieta rara vez son saludables. Si tuvieran un valor nutricional, viviría con la dieta de las galletas con chispas de chocolate.

Ahora, volviendo a la realidad, si amas el postre, no puedes renunciar a él de por vida.
Dependiendo del estado de su salud, es posible que tenga que reducir seriamente.
Por lo tanto, consulte con su médico de cabecera, obtenga una dieta que tenga sentido y camine, nade o haga ejercicio regularmente.

9. LA MAGIA DE LA DIETA TIROIDEA

La salud y el estado físico se consideran más importantes en nuestra vida diaria y nuestra dieta diaria juega un papel importante en ella. La dieta tiroidea tiene secretos mágicos de pérdida de peso. La dieta tiroidea incluye los alimentos que desea comer y perder peso durante la noche. La dieta tiroidea es la mejor para las personas que tienen problemas de peso debido a afecciones de la tiroides. Nos ayuda a volver a un peso saludable, sin un cambio riguroso en nuestra dieta y ejercicio.

La Dieta Tiroidea explora las marcas, mezclas y dosis de medicamentos para la tiroides adecuados para nosotros, considerando los otros problemas de estilo de vida y suplementos que ayudan a optimizar el tratamiento de la tiroides. Resuelve deficiencias nutricionales, trata la depresión y corrige los desequilibrios de la química del cerebro, reduce el estrés, combate la resistencia a la insulina, trata las alergias y sensibilidades alimentarias, y hace ejercicio.

La dieta tiroidea recomienda una dieta muy baja en calorías para bajar de peso en casos de hipotiroidismo, pero es necesario mantener el metabolismo. Las bajas calorías y un metabolismo más bajo envían al cuerpo al modo de acumulación, que es un proceso al que los pacientes de tiroides son susceptibles. La dieta tiroidea sugiere dividir las calorías en múltiples "mini comidas" por día. La dieta tiroidea maneja el metabolismo para la pérdida de peso duradera. Estas condiciones de la tiroides provocan una desaceleración metabólica. La dieta tiroidea brinda un tratamiento tiroideo diagnosticado y adecuado para perder peso con éxito.

Esta dieta tiene muchos impedimentos frustrantes para perder peso. Ofrece una solución de ayuda convencional y alternativa. La dieta tiroidea tiene cambios dietéticos óptimos. La víctima de la tiroides tiene que centrarse en una dieta baja en glucemia, alta en calorías y baja en calorías, un momento óptimo de las comidas para un impacto hormonal máximo, alimentos que dañan la tiroides para evitar, hierbas y suplementos útiles. Se enfrentan a un aumento de peso inesperado, a pesar de que la dieta y el ejercicio muestran síntomas como:

- Fatiga y agotamiento.
- Más pérdida de cabello de lo habitual
- Modenés
- Dolores y dolores musculares y articulares.

El hipertiroidismo conduce al metabolismo que almacena todas las calorías, incluso después de una dieta rigurosa y programas de ejercicio. Incluso el tratamiento óptimo no ayuda a los problemas de peso de muchos pacientes con tiroides. Para la mayoría de los pacientes con tiroides, el tratamiento por sí solo no parece resolver nuestros problemas de peso. La dieta tiroidea es una forma simple y comprensible que le ofrece el apoyo, el estímulo y la información para buscar el diagnóstico y el tratamiento correctos.

10. CONSEJOS PARA QUITAR UNAS CALORÍAS DE LA COMIDA DEL RESTAURANTE

Cuando como fuera quiero que sea especial, por lo tanto, no como fuera a menudo. Es posible que haya visto los consejos sobre cómo reducir las calorías en los restaurantes, pero en realidad, ¿quiere pagar altos precios en los restaurantes por ensaladas deshuesadas y verduras al vapor? Si no, ¿cómo puede resolver el dilema de demasiadas calorías cuando come fuera?

Aquí hay siete consejos para sacar las calorías de las comidas en restaurantes mientras ordena sus favoritos.

1. Di NO al super dimensionamiento.

El tamaño que ordenó ya es demasiado grande. Deje de super dimensionar y ahorrará dinero. Mejor aún, pide una cena y pide un plato extra. Muchos restaurantes harán esto por un dólar o dos, y vale la pena. Luego comparte la comida con tu amigo y divides el costo por la mitad. Otra opción es ordenar desde el llamado menú "aperitivo". ¡Dos personas podrían pedir tres platos principales, un postre y dividir todo y todavía es una tonelada de comida!

2. Sáltate el pan y los bollos

. Muchos restaurantes familiares todavía sirven una cesta de pan con su comida. A menos que sea un pan recién horneado o un pan excepcional, simplemente sáltelo. No es necesario que se llene de pan común cuando paga un buen dinero por una comida. Solo pide que te lo quiten si no puedes resistirte, pero, francamente, eres un adulto, puedes resistirte, si quieres. Simplemente puede optar por no poner un rollo en su plato. Pruébelo, solo una vez y vea si no sale de ese restaurante sintiéndose extrañamente poderoso.

Si no puede saltear los rollos, al menos omita la mantequilla. Así es. Cómelo simple. El pan integral es delicioso por sí solo.

3. Deje de pedir bebidas.

Los refrescos son una gran fuente de ingresos para los restaurantes. Por unos centavos, le venden un chorro de jarabe y agua carbonatada y actúan como si le estuvieran haciendo un gran favor al cobrarle solo $ 1.29 por un refresco gigante de 64 onzas (2.42 kg). Comienza a ahorrar esos dólares. Especialmente si está ordenando "Ir", omita la bebida. Si lo está comiendo allí, pida agua o al menos cambie a bebidas dietéticas. Nunca beba "pop gordo".

4. Reduzca la velocidad que come demasiado rápido.

¿Cuál es la prisa? Tómate tu tiempo, saborea el momento, disfruta de los sabores. Una gran parte de ponerse en contacto con sus señales de hambre y aprender a comer lo que realmente satisfará es aprender a reconocer los signos sutiles del hambre. No sabrá cuándo se acerca a la satisfacción si ha engullido todo en cinco minutos. Muerde y luego observa cuántas veces masticas antes de empezar a querer tragar. ¿Una vez dos veces? Intenta masticar tu comida y tu cuerpo será mucho más feliz. Una gran parte de la digestión comienza en la boca, sin mencionar que obtendrá mucho más placer si deja que la comida permanezca.

5. Recorte la grasa y la piel visibles

Lo sé, realmente amas la piel, por supuesto que sí, sabe bien, debería ser, es pura grasa. ¿Quieres estar más delgado o quieres comer grasa? Tú eliges. Nunca como piel de pollo y nunca como la grasa visible que cuelga de un filete, buen gusto o no. ¿Tienes que decidir qué quieres más, el segundo placer de un ¿delicioso sabor o toda una vida de llevar alrededor de 40 libras adicionales? Sé que esto va en contra de la creencia de la gente baja en carbohidratos de que la grasa es buena, los carbohidratos son malos, pero he mantenido una pérdida de peso de 80 libras (36 kg) durante 18 años sin hacer dieta y no como grasa visible o piel. Basta de charla.

6. Pida una bolsa para perros al comienzo de la comida.

Cuando se sirve la comida, comience inmediatamente a tomar algo para llevar a casa para mañana. La mayoría de los restaurantes en los Estados Unidos sirven demasiado. No hay ley que tengas que comerlo todo. Haga esto con frecuencia y pronto descubrirá que obtiene un almuerzo adicional de esa comida.

7. Comienza a ver cuántas calorías estás comiendo realmente.

Si come con frecuencia y lleva peso extra, entonces ese es probablemente el problema allí mismo. Este pequeño libro puede ayudarlo a darse cuenta de por qué parece que no come tanto, pero no puede perder peso. ¡Andrés presentó recientemente una nueva hamburguesa que tiene un poco menos de 1200 calorías por sí sola! Ahora eso es aterrador.

Si realmente quiere controlar su problema de peso, primero mire dónde come, segundo qué come y tercero cuánto come. ¿Dónde, qué y cuánto? Pruebe estos pasos eligiendo un consejo a la vez y vea qué tan fácilmente puede eliminar algunas calorías de la comida del restaurante.

9. Blues de pérdida de peso

¿Ha perdido peso en el pasado solo para recuperarlo poco tiempo después? ¿Ha seguido todas las dietas, incluidas Atkins, South Playa, la dieta del Hombre Potable, la dieta de la Mantequilla de Maní o incluso la Dieta del Chocolate? Estas dietas funcionan, y ninguna de ellas funciona, lo que significa que puede y probablemente perder peso con cualquiera de ellas, pero no lo mantendrá. ¿Por qué no? Porque llegará el día en que termine la dieta y vuelva a su rutina; la misma rutina que engordaba en primer lugar.

En el pasado, las dietas contenían una advertencia de no permanecer en ellas por más tiempo que el período prescrito; generalmente dos semanas, algunas solo tres días. Las dietas populares de hoy en día intentan diseñarse como opciones de estilo de vida, pero esto tampoco funciona. La gente quiere poder comer un sándwich de vez en cuando. ¡Quieren la hamburguesa y el pan! Esfuércese por equilibrar la elección de los alimentos que prefiera, y tendrá una mejor oportunidad de tener éxito en la pérdida de peso.

Pequeños cambios: gran respuesta a la pérdida de peso

Comience hoy y trabaje un día a la vez haciendo uno o dos pequeños cambios, como cambiar a los refrescos sin calorías y luego disminuir a dos o menos por día (si bebe más que eso ahora, por supuesto). Los cambios no tienen que ser drásticos. De hecho, tratar de hacer cambios drásticos en tu estilo de vida nunca funciona porque, aunque puedes ser feliz al principio, lentamente te vuelves miserable hacia el final. De hecho, ese es el problema aquí: anticipa un final.

La pérdida de peso se reduce a opciones

Hable con personas que han perdido peso y no lo han logrado. Dirán: "Este es un estilo de vida". Se trata de elecciones que haces todos los días. ¿Estás eligiendo tomar una ayuda adicional, aunque estés cómodamente lleno? Cambia ese comportamiento y estarás en camino. ¿Eliges llevar la bolsa de papas fritas al sofá? Cambie eso de hecho, simplemente deje de comer en el sofá por completo y estará un paso más cerca. Elimine el hábito de tomar algunos bocados en el camino más allá del plato de dulces, eso solo puede reducir varias libras. Una vez perdí ocho libras simplemente eliminando el plato de dulces que guardaba en mi escritorio (sin mencionar el dinero que ahorré al no comprar las dos libras de dulces por semana).

Elija un pequeño hábito o comportamiento a la vez, no toda su existencia, y tendrá muchas más posibilidades de alcanzar sus objetivos de pérdida de peso.

11. CIRUGÍA BARIÁTRICA Y MUERTE PREMATURA.

Las cirugías de pérdida de peso han sido testigos de una gran popularidad en los últimos tiempos. El número de operaciones de reducción de estómago, un tipo de cirugía bariátrica destinada a personas con obesidad severa, se ha disparado en los últimos años. Pocas celebridades de Hollywood también han optado por esta forma de cirugía para reducir la obesidad.

Pero existen varios riesgos asociados con estas cirugías, especialmente para las personas mayores y las personas que padecen enfermedades cardíacas. A veces, puede provocar la muerte prematura. Los pacientes de 65 años o más enfrentan un aumento de casi el triple en el riesgo de mortalidad temprana de acuerdo con los últimos hallazgos entre 45 y 54. Se ha descubierto que los hombres tienen casi el doble de probabilidades de morir después de tales procedimientos que las mujeres. Según el Journal of the American Medical Association, más del 5% de los hombres y casi el 3% de las mujeres de 35 a 44 años murieron dentro de un año de la cirugía y se encontró una tasa ligeramente mayor en pacientes de entre 45 y 54 años. .

La cirugía bariátrica es un procedimiento complicado, por lo tanto, un cirujano requiere experiencia previa para realizarla adecuadamente. Los pacientes cuyos cirujanos habían realizado menos de 20 procedimientos tenían casi cinco veces más probabilidades de morir dentro de los 30 días posteriores a la operación en comparación con otros. A pesar del mayor riesgo asociado con él, la cirugía bariátrica puede ser una herramienta segura y efectiva para las personas con obesidad mórbida, que enfrentan serios problemas de salud si no pierden peso.

Cosas que debes saber sobre la cirugía bariátrica

1. La cirugía bariátrica no es una opción fácil para quienes padecen obesidad, ya que conlleva el dolor y los riesgos habituales de cualquier operación quirúrgica gastrointestinal importante.

2. La cirugía bariátrica requiere cambios en los hábitos alimenticios, por lo tanto, después de la cirugía bariátrica; los pacientes permanecen en riesgo de por vida de deficiencias nutricionales.

3. La cirugía bariátrica es la más adecuada para personas con obesidad mórbida.

4. Se requiere una gran cantidad de motivación para que la cirugía sea un éxito.

5. Este procedimiento es costoso en comparación con otras técnicas de pérdida de peso.
Por lo tanto, esté bien informado sobre la cirugía que desea optar, ya que puede hacer que la pérdida de peso sea un asunto fácil y seguro para usted.

12. PÉRDIDA DE PESO CONTEO ABSOLUTO DE CALORÍAS HECHO DE LA MANERA CORRECTA

Usted y yo sabemos que perder grasa y picar en buena forma es una tarea difícil porque es muy difícil mantenerse motivado y es muy tentador hacer trampa, especialmente cuando se puede ocultar la trampa. Todos los que estamos a dieta hemos estado en una situación de hambre cuando estamos a dieta y nuestra mente razona rápidamente por qué ese pedazo extra de pastel no nos va a hacer daño. Lo tomamos, lo olvidamos y luego nos preguntamos al día siguiente por qué no perdimos peso.

Para la mayoría de nosotros, hacer dieta es una batalla constante entre la emoción y la razón, y cuando tenemos hambre, la razón está fuera de la ventana y la emoción simplemente gana. No vemos los efectos inmediatos de nuestro comportamiento y, por lo tanto, nuestro cerebro se deja engañar pensando que todo está bien. Por otro lado, digamos que se enfermaría mucho al comer más de lo que necesita, comer en exceso se detendría rápidamente.

Enfermarse después de comer un poco en exceso normalmente no ocurre, por lo tanto, necesitamos encontrar una forma diferente de mostrar las consecuencias de nuestro comportamiento. Necesitamos mostrar esto de manera objetiva, una visualización visual inmediata de los resultados de nuestro engaño. No es un castigo de inmediato, pero con el tiempo nuestro cerebro estará condicionado de tal manera que tomar un trozo extra de pastel dará resultados negativos de pérdida de peso. Entonces comenzaremos a entender por qué no perdemos peso y podemos determinar las causas.

¿Cómo debería ser esta pantalla visual? Primero me gustan los gráficos, son fáciles de entender y pueden mostrar tendencias y correlaciones entre variables. En este cuadro me gustaría ver, durante un período de tiempo, las calorías promedio que ingiero por día en comparación con las calorías promedio que quemo por día. Si el cuadro muestra que las calorías de la ingesta son más bajas que las calorías quemadas, perderé peso y viceversa. Correlacione eso con una tabla que muestre su peso o índice de masa corporal a lo largo del tiempo y tengo la herramienta que me ayuda a regular mi consumo de alimentos en comparación con mis actividades diarias.

Si agrego mis niveles de hambre antes y después de las comidas, puedo ajustar mis planes de comidas y actividades diarias. De esta manera puedo mantener mi dieta durante mucho tiempo y, preferiblemente, se convertirá en mi estilo de vida. He minimizado el dolor del hambre y aumentado el placer de perder peso y sentirme más atractivo.

Hay una gran cantidad de calculadoras de calorías de alimentos en línea gratuitas. Estos contadores de calorías solo muestran información nutricional y no te ayudarán a perder peso. Tampoco es una simple calculadora de calorías que intenta calcular las calorías quemadas únicamente en función de su peso y nivel de actividad promedio. Estos son pequeños trucos simples que son una pérdida de tiempo.

Solo cuando pueda rastrear y correlacionar seriamente su consumo de calorías y las calorías quemadas con el tiempo, dependiendo de su edad, peso, sexo, altura y niveles de intensidad de actividad individual, puede medir con precisión su equilibrio calórico. Ver visualmente que su programa de pérdida de peso funciona es un gran motivador para mantenerse en el camino. Además, puede ver de inmediato cuando se está desviando y puede ajustar su situación en consecuencia.

Adquirir buena salud es una tarea compleja. Factores interrelacionados como la dieta, los datos nutricionales, los planes de alimentación, el balance de calorías, las mediciones de lectura corporal, la ingesta de suplementos y medicamentos, las rutinas de ejercicio, la intensidad de la actividad diaria y los costos harán que sea muy difícil ver el bosque en busca de árboles.

Un software bien diseñado que realiza un seguimiento de todos los factores anteriores y puede correlacionarlos facilitará la gestión de su salud, estado físico, pérdida de peso, aumento de masa muscular o cualquier objetivo que haya establecido ...

13. DIETA Y EJERCICIO PARA BAJAR DE PESO

La obesidad ahora se llama epidemia en la comunidad de la salud. De hecho, pronto será la principal causa de muerte evitable en los Estados Unidos, incluso antes de fumar cigarrillos. La obesidad conduce a diabetes tipo dos, presión arterial alta, enfermedad cardíaca o accidente cerebrovascular e incluso un mayor riesgo de cáncer. Con estos riesgos para la salud, así como la mejora general en la calidad de vida que puede ocurrir, <b> perder peso </b> es una de las mejores cosas que puede hacer por usted mismo.

No importa lo que nos gustaría creer, simplemente no hay una solución mágica para perder peso. El cuerpo eliminará el exceso de grasa cuando necesite más calorías para funcionar a través de las demandas que le pones en un día determinado que la cantidad de calorías que le das de comer. Es así de simple. Por lo tanto, para que el bienestar pierda peso, necesita disminuir la cantidad de calorías que come, así como aumentar la cantidad que quema.

Hay una amplia gama de opciones para elegir al buscar un programa de pérdida de peso. Todos ellos a menudo pasan mucho tiempo explicando qué comer, en qué cantidades e incluso a qué horas o en qué combinaciones. Pero pocos de ellos enfatizan la importancia del ejercicio, no solo para perder peso, sino también para su salud y bienestar general. El ejercicio es vital cuando se trata de perder peso por varias razones:

Primero, a medida que comas menos, tu metabolismo se ralentizará un poco. El ejercicio ayuda a elevar su metabolismo a un nivel eficiente.

En segundo lugar, como se mencionó, el ejercicio quema más calorías para que pueda perder peso más rápido y mantenerse motivado en sus esfuerzos.

Tercero, el ejercicio en realidad libera endorfinas, sustancias químicas que mantienen elevado el estado de ánimo.

El ejercicio no tiene que significar pasar horas en el gimnasio o esforzarse por entrenamientos agotadores. De hecho, para que te quedes a largo plazo, hacer ejercicio debe ser algo que disfrutes. Comience aumentando su nivel de actividad a toda prisa. Sube las escaleras cuando puedas. Estacione más lejos de la puerta del centro comercial cuando vaya de compras. Salga a caminar por el parque o por un vecindario que ama y traiga un perro o un amigo para que lo acompañen. Toma clases de baile o artes marciales.

Una vez que se vuelva más activo en general, le resultará más fácil y más natural pasar al ejercicio regular. Lo que tendrá que hacer eventualmente para obtener beneficios de salud regulares y notables. Debe elevar su ritmo cardíaco a un nivel de quema de grasa y mantenerlo allí durante al menos 20 minutos, 3 veces o más a la semana. Sin embargo, si no quieres ir a un gimnasio, hay otras opciones. Los videos y DVD ahora están disponibles en todo tipo de ejercicios. De esa manera, puede cambiar su rutina cuando lo desee para no aburrirse con lo que está haciendo. Pruebe una variedad de ejercicios aeróbicos y kick-boxing, también yoga, o prácticamente cualquier actividad que desee en la comodidad de su hogar.

Si tiene limitaciones físicas que le impiden hacer ejercicio, aún puede encontrar una manera de aumentar su nivel de actividad. Aeróbicos en el agua es una opción maravillosa para quienes tienen problemas en las articulaciones o movilidad limitada porque alivia la presión sobre el cuerpo que proporciona su peso. Pero aún obtienes la resistencia para desafiar tus músculos del agua. Incluso hay clases y videos disponibles que le permiten hacer ejercicio en una posición sentada.

Independientemente del tipo de ejercicio que elija, es importante mantenerse motivado y divertirse. Intenta reunir un grupo para que sea un evento social. U obtenga un podómetro, un dispositivo que rastrea la distancia que camina, y vea cuántas millas puede caminar por semana. Haga una competencia entre sus amigos o familiares y trate al ganador con algo especial (¡no relacionado con la comida!). Haga que la experiencia de hacer ejercicio sea algo que espera, y pronto se convertirá en una parte regular de su estilo de vida más saludable.

14. PÍLDORAS DE DIETA RIESGOS PARA LA SALUD

A las personas que sufren problemas de peso les gustaría creer que existe una solución simple y fácil para su situación. Una solución rápida de algún tipo que les ayudará a perder peso rápidamente y sin ningún esfuerzo. Y hay una industria multimillonaria que gira en torno a hacer que las personas crean en las promesas de resultados calificados con letras pequeñas que afirman que las declaraciones que están haciendo no han sido evaluadas por la FDA (US Food & Drug Administration). Una de las áreas más grandes de la industria son las píldoras de dieta. No solo pueden causar efectos secundarios dañinos, sino que pueden volverse adictivos tanto física como emocionalmente.

Uno de los aspectos más peligrosos de las píldoras de dieta es que la FDA no exige que sean probadas por la FDA antes de ser lanzadas al público. Sin embargo, la FDA actuará para eliminar un producto del mercado una vez que se haya demostrado que es peligroso. Esto sucedió en 2003 cuando la FDA prohibió los productos que contienen efedrina (efímera) después de que se sospechaba que eran al menos en parte responsables de la muerte de un atleta prominente. En segundo lugar, estas píldoras se pueden comprar sin receta y con receta. Depende del comprador asegurarse de que comprende y usa las píldoras como estaban destinadas. Sin embargo, algunas personas que están tratando de "arreglarse" a sí mismas y sus problemas de peso pueden inclinarse por una sobredosis de píldoras de dieta para acelerar aún más el proceso de pérdida de peso.

Las pastillas funcionan de diferentes maneras. Muchos son supresores del apetito con ingredientes activos como PhenyAnxiety Anxiety Anxietylpropanolamin o cafeína. Se supone que muchos de ellos aumentan la velocidad de su metabolismo y, al mismo tiempo, deberían ayudar a controlar el apetito. Otros afirman que bloquean la capacidad del cuerpo para absorber la grasa. Otros incluso afirman dar los mismos resultados de una cirugía de banda gástrica bariátrica sin la operación. Estas píldoras se expanden en el estómago para crear una sensación de saciedad. Por último, pero no menos importante, algunas píldoras de dieta se basan en el proceso de eliminación de desechos o líquidos del cuerpo. Muchos incluyen alguna forma de diurético o laxante.

Las píldoras de dieta pueden ser adictivas y también pueden tener efectos secundarios nocivos, incluso cuando se toman de acuerdo con las instrucciones del médico. Si tiene algún problema de salud, consulte a su médico antes de tomar cualquier tipo de píldora de dieta. Asegúrese de seguir las instrucciones y de estar al tanto de los posibles efectos secundarios. Deje de tomar las píldoras de inmediato si experimenta alguna de ellas. Algunos efectos secundarios conocidos de las píldoras de dieta incluyen:

Ansiedad o nerviosismo, irritabilidad, insomnio y una sensación de inquietud o hiperactividad, presión arterial alta, opresión en el pecho, palpitaciones cardíacas, ataque cardíaco, accidente cerebrovascular o insuficiencia cardíaca congestiva, problemas del tracto digestivo como vómitos, diarrea, estreñimiento u otro dolor de estómago, fiebre, boca seca, dolores de cabeza, mareos, visión borrosa, sudoración profusa, pérdida de cabello, ciclo menstrual y trastornos del deseo sexual y problemas del tracto urinario.

En el caso de una sobredosis, los usuarios pueden experimentar temblores o convulsiones, confusión o alucinaciones, problemas respiratorios, insuficiencia renal o ataque cardíaco.

Como puede ver, las píldoras de dieta deben tomarse con precaución debido a todos los riesgos físicos. Pero también hay riesgos emocionales. A menudo, aquellos que intentan perder peso pueden comenzar a sentirse emocionalmente dependientes de las píldoras. Pueden atribuir su éxito inicial solo a las píldoras de dieta, olvidando cualquier modificación de la dieta, ejercicio u otros cambios en el estilo de vida que pueden haber sido la verdadera razón de la pérdida de peso. A menudo, las personas 'saltan píldoras', probando una píldora nueva tras otra, buscando la cura mágica que les permita continuar comiendo lo que quieran pero aun así perder peso. Sin embargo, solo se ha demostrado que una dieta equilibrada y sensata combinada con ejercicio mantiene el peso bajo cualquier cantidad de tiempo. Y ninguna píldora causará el estilo de vida y los cambios emocionales necesarios para dejar de comer en exceso y comenzar a perder peso.

15. EJERCICIO: UNA FORMA EFECTIVA DE PERDER PESO

¿Estás tratando de perder peso? ¿Has intentado hacer ejercicio? En caso de que no lo sepa, hacer ejercicio regularmente es la forma más efectiva de perder peso. Hacer dieta es otra forma de hacerlo y las personas lo eligen con mucha frecuencia porque les ayuda a perder peso rápidamente. El problema con la dieta es que, en la mayoría de los casos, cuando las personas que hacen dieta vuelven a sus viejos hábitos alimenticios, recuperan todo el peso que habían perdido, lo cual es algo muy frustrante. Esa es la razón por la que debe intentar hacer ejercicio regularmente y cambiar sus hábitos alimenticios gradualmente en lugar de seguir dietas que no lo ayudarán a mantener su peso a largo plazo.

Si usted es el tipo de persona a la que le gusta hacer nada más que sentarse y mirar televisión cuando regresa a casa del trabajo, será difícil comenzar con un programa de ejercicios. De todos modos, puede comenzar poco a poco, por ejemplo, puede comenzar a hacer solo quince minutos de ejercicio al día y se sentirá y se verá mucho mejor. Luego, una vez que comience a notar los cambios, le será más fácil hacer ejercicio con más frecuencia.

Siempre tenga en cuenta que debe consultar a su médico antes de comenzar cualquier programa de ejercicios para perder peso. Depende de su salud cardiovascular el tipo de programa de ejercicios que puede hacer. Los médicos también le dicen cuánto ejercicio puede soportar su cuerpo. Con la guía de su médico, estará seguro de que cualquier tipo de programa de ejercicio que siga le hará bien.

¿Alguna vez te has embarcado en algún tipo de programa de ejercicios? Si no, lo mejor que puedes hacer es unirte a un gimnasio o contratar a un entrenador personal. La mayoría de los clubes de salud tienen una gran variedad de clases gratuitas para sus miembros. Puede elegir entre las clases tradicionales de aeróbicos y las escaleras para subir a las clases más nuevas y especializadas como kick-boxing, Pilates y yoga. En algunos casos, los gimnasios ofrecen clases de planning, que consisten en un instructor y varias bicicletas estacionarias. Pero si lo que está buscando hacer ejercicio por su cuenta, debe pedir ayuda a un entrenador personal para hacer un programa especialmente para lo que necesita. Puede elegir entre un entrenador personal privado o un empleado de un club de salud.

Si no te gusta ir al gimnasio, puedes unirte al deporte que más te guste. De esta manera, no solo perderá peso, sino que también se divertirá. Hay muchos centros de recreación y YMCA desde donde puedes elegir el deporte que te gusta. Hay muchas opciones: puedes elegir jugar con un grupo de amigos o unirte a un equipo ya formado con personas que no conoces. Es la mejor oportunidad para conocer gente nueva, hacer nuevos amigos y divertirse.

Después de un tiempo, notará que el ejercicio se ha convertido en un hábito, y en ese mismo momento puede comenzar a aumentar la cantidad y la intensidad de la actividad que está haciendo. Por ejemplo, si ha comenzado caminando, debería intentar, después de algunas semanas, correr un poco. No importa cuánto aumente, debe hacerlo poco a poco.

Cuando hace ejercicio con la intención de perder peso, es importante tener en cuenta que lo más importante es estar más saludable y no solo reducir kilos. Debe saber que puede ser muy probable que gane algo de peso cuando comience a hacer ejercicio solo porque está aumentando su masa muscular y el músculo es más pesado que la grasa. Sin embargo, cuando adquiere más músculos, también usa más calorías todos los días. Por lo tanto, incluso si no cambia su dieta, seguirá perdiendo peso. Sin embargo, es vital tener una alimentación muy saludable para tener suficiente energía para realizar las sesiones de entrenamiento.

16. CONSEJOS DE DIETA SALUDABLE

Estos consejos de dieta saludable lo mantendrán en el camino correcto. Aunque las personas sanas generalmente tienen un peso natural, no se trata de hacer dieta y perder peso, se trata de estilos de vida. La corriente principal de la dieta es un generador de dinero que no aborda los problemas y preocupaciones de salud. Una de las mejores cosas que puede hacer por su cuerpo es comer al menos doce porciones de frutas y verduras frescas y orgánicas todos los días. Estos alimentos están llenos de las cosas que nuestros cuerpos necesitan; fuente natural y no sintética de vitaminas A, B, C y E, antioxidantes que combaten enfermedades, minerales como potasio, calcio, fósforo y cobre.

En la actualidad, demasiados estadounidenses obtienen sus vitaminas de fuentes sintéticas aisladas e inducidas químicamente. La mejor manera de obtener esta nutrición es de la buena tierra, directamente de la fuente, de las frutas y verduras.

Si comer tantos vegetales parece abrumador, solo piense en los colores. Obtenga su color azul y púrpura como los arándanos y las ciruelas para reducir el riesgo de cáncer y proteger su tracto urinario. Coma vegetales verdes como el brócoli y el apio para proteger sus huesos, dientes y ojos. Consume tus blancos como champiñones y cebollas para una función saludable del corazón. Coma alimentos como naranjas y zanahorias para estimular su sistema inmunológico de las frutas y verduras amarillas y anaranjadas. Finalmente, obtenga sus rojos de alimentos como manzanas y remolachas para la función de memoria y la salud del corazón.

Todas estas frutas y verduras tienen cualidades curativas y sentirás la diferencia. Si no puede comer tanto o no tiene tiempo, beba jugos hechos de un exprimidor de vegetales, una excelente manera de obtener los nutrientes que necesita.

Además de comer frutas y verduras, reduzca las grasas saturadas de los alimentos procesados y cambie a grasas no saturadas de nueces como las almendras y las verduras, incluido el aguacate. En general, sin embargo, reduzca la grasa en su vida y su corazón y cuerpo se lo agradecerán. Hablando de alimentos procesados, comience a deshacerse de los alimentos procesados. Y, por supuesto, beba agua para eliminar las toxinas de su sistema y mantenerse hidratado.

Use estos consejos de dieta saludable como una guía general para una alimentación saludable, no una dieta de moda.

17. SOFTWARE DE SALUD Y FITNESS, ¿QUÉ DEBE CONTENER?

Mantengamos la respuesta simple; todo lo relacionado con tu salud. Los indicadores más importantes para su estado de salud se pueden medir a través de sus signos vitales, como la presión arterial, el nivel de colesterol, los latidos cardíacos, el índice de masa corporal, etc. Los principales aportes que influyen en estos indicadores de salud son qué y cuánto come y bebe, fuma, usa medicamentos, estilo de vida, actividad diaria y calidad del aire.

Además de nuestra disposición genética, somos lo que comemos, bebemos y respiramos.

Un buen programa de software de salud y estado físico debería ser capaz de capturar la información mencionada anteriormente y correlacionar los resultados con la salida o los indicadores de salud. De esta manera, crea un sistema de causa y efecto que el usuario puede analizar y, en consecuencia, tomar medidas correctivas y mejorar su salud general.

La imagen más grande nos enseña que un programa de software de salud y acondicionamiento físico efectivo contiene módulos que pueden monitorear nuestra ingesta de alimentos, registrar nuestras mediciones corporales y signos vitales. Además, debe realizar un seguimiento de nuestras actividades diarias y convertirlas en calorías quemadas. Además, debe realizar un seguimiento de nuestra ingesta de medicamentos y suplementos y controlar nuestro nivel general de salud. Para el deporte y los culturistas, necesitamos módulos adicionales que puedan realizar un seguimiento de nuestras actividades de entrenamiento, resultados deportivos y pruebas de estado físico.

Comencemos con la ingesta de alimentos.

La mayoría de las veces comemos junto con nuestra familia, por lo tanto, un programa de software de salud y estado físico nunca debe restringirse a un solo usuario.

Las personas tienden a repetir las recetas que cocinan y las comidas que preparan a intervalos regulares. Para la mayoría de las personas, este intervalo es de entre 20 y 30 días. Además, las personas tienden a comprar más o menos los mismos ingredientes para sus comidas. Por esta razón, un programa de ejercicios o dieta que impulse las bases de datos con miles de alimentos será más un obstáculo que un beneficio. La razón por la que digo esto es que tomará mucho tiempo elegir un ingrediente para una receta o plan de comidas de una lista de miles de ingredientes.

Busque un programa que tenga los ingredientes básicos para construir sus recetas y le permita agregar alimentos que sean específicos para su gusto.

La información nutricional de un alimento cambia según cómo se conserva, procesa o cocina. Por ejemplo, una taza de espinacas enlatadas que se cocina tendrá datos nutricionales totalmente diferentes que una taza de espinacas frescas. Busque un programa que pueda hacer una distinción entre estas propiedades alimentarias.

El costo de comprar alimentos dietéticos especiales puede ser mucho más (hasta 2.5 veces) de lo que el estadounidense promedio gasta en alimentos. Es una ventaja si un programa de software de salud y estado físico puede realizar un seguimiento del costo de los alimentos por receta, comida y día. Es realmente una ventaja si el programa puede comparar los precios de los comestibles entre las tiendas y ayudarlo a presupuestar.

Un módulo de recetas es imprescindible para un buen sistema de salud y forma física. Este es el lugar donde puede experimentar y ajustar sus recetas a los límites nutricionales de su dieta. La receta debe calcular sus datos nutricionales por porción dependiendo de la relación en peso de cada ingrediente que se haya agregado a la receta. Naturalmente, debería poder imprimir la receta y ver el costo total de la receta y el costo por porción. Tener la capacidad de agregar imágenes de recetas es una ventaja.

También debe tener la capacidad de crear múltiples planes de comidas en el sistema. Tal vez le gustaría un plan separado para los niños o el bebé. O para una pareja que tiene un problema de colesterol, presión arterial alta o diabetes. O simplemente quieres cambiar las dietas. Estos planes de comidas deben repetirse durante un cierto número de días. El momento de las comidas debe ser más que solo desayuno, almuerzo y cena. Muchas dietas requieren muchas porciones pequeñas de recetas durante el día. Los alimentos que seleccione en el plan de comidas deben provenir de los ingredientes y de las recetas. Por ejemplo, puede agregar una manzana cruda a su plan de comidas, que es un ingrediente para hacer una receta de salsa de manzana. La receta de salsa de manzana o la manzana cruda se pueden agregar al plan de comidas.

Como era de esperar, el programa de software debería poder calcular el costo del plan de comidas y los datos nutricionales por día y para todo el plan de comidas.

¿Cómo va a realizar un seguimiento de lo que realmente comió en un día en particular y cómo sabe cómo cumplir exactamente con su plan? Para ello, imprime una hoja de trabajo del plan de comidas para un día en particular y observa las diferencias reales con respecto al plan.

No tenemos mucho tiempo en la sociedad ocupada de hoy; por lo tanto, debería poder registrar el consumo diario real de alimentos en menos de 30 segundos. Un sistema que lo obliga todos los días para cada comida a seleccionar sus alimentos de una lista de miles de registros no lo hará en 30 segundos. Solo seleccione un sistema que complete automáticamente su plan de comidas para ese día y solo actualice las diferencias reales del plan.

Simplemente agregar su ingesta diaria de alimentos a una base de datos no lo beneficiará. Creará un "cementerio de datos" datos que nunca se examinan. Los datos de alimentos deben analizarse y correlacionarse con otros tipos de datos, como las mediciones de su cuerpo o las calorías quemadas. Haga clic en el hipervínculo de análisis de calorías para ver un ejemplo. El cuadro deja en claro rápidamente que la línea de ingesta de calorías está por debajo de la línea de calorías gastadas y, en consecuencia, perderá peso.

En el próximo artículo hablaré sobre el conteo de calorías de actividad y los factores involucrados ...

18. CÓMO NO GANAR PESO EN VACACIONES PARA QUE NO TENGA QUE PERDER PESO

La temporada de vacaciones está a la vuelta de la esquina. Habrá fiestas, celebraciones, comida y champaña. Ahhhh ... Ese irresistible suculento pavo de Navidad y su pudín suntuoso. Ese delicioso bufé de año nuevo y la cuenta regresiva de champaña son muy tentadores. Tu espíritu está dispuesto pero tu carne es semanas. Te atracones.

Entonces, ¿cuál es el precio que paga por su atracón de vacaciones? Bueno, pisó la báscula del baño y el horror de los horrores, ha ganado algunas libras. Aaaaaaaaarrrrgghhh. Se tiró del pelo y crujió los dientes preguntándose cómo puede perder el peso de las vacaciones que ha ganado. Incluso contempla contratar a un entrenador personal para que lo ponga en un programa de pérdida de peso. Ahora, no te preocupes más. Con un poco de reflexión y planificación, puede evitar el aumento de peso durante las vacaciones.

Aquí hay algunos consejos sobre cómo no aumentar de peso durante las vacaciones para que no tenga que perder peso después de la temporada de vacaciones.

1) Solo recuerda que la temporada de vacaciones es solo de unos

pocos días.

Entonces, que los días que grites "subiré de peso durante las vacaciones", "sé que ganaré 5 libras (2.27 kg) durante la temporada de vacaciones" o "comenzaré un programa de pérdida de peso después de que termine la temporada de vacaciones. " Han terminado. ¿Por qué? Bueno, como sabes que solo hay un par de días para comer más, entonces solo comes más en esos días y no más. No dejes que pase una semana o más llevándote a casa todas las sobras o almacenando más dulces pasteles de los que necesitas para esas vacaciones en particular. Por lo general, es lo que las personas encuentran en el refrigerador y en el estante de la cocina después de las vacaciones que continúan atracones. Nevera vacía y los estantes. Esto le ayudará a no aumentar demasiado de peso, por lo que no necesita perder peso después de la temporada navideña.

2) Apaga tu televisor

¡Oye! En lugar de ver todos esos programas especiales de vacaciones en su caja de gafas, ¡muévase! En lugar de ver un partido de fútbol en la televisión, toma una pelota y ve al parque más cercano para dar una patada. Acostado en tu sofá comiendo un paquete de papas fritas, acuéstate junto a la piscina y luego da unas vueltas. Mejor aún, haga que su familia y amigos se unan a usted. Ir a correr en su lugar. Si es invierno donde vives, sé innovador, piensa en algunas actividades o ejercicios en interiores que puedas hacer. Mientras que otros aumentan de peso, incluso puede perder peso. Después de todo, son vacaciones. Que te diviertas.

3) Evite el alcohol para evitar el aumento de peso

Un gramo de alcohol contiene 7 calorías. En contraste, los carbohidratos y las proteínas tienen solo 4 calorías por gramo. Las calorías del alcohol son, bueno, calorías con cero valor nutricional. Se convertirán rápidamente en grasa rápidamente cuando no los quemes rápidamente. Evite las bebidas mixtas altas en calorías, como los cócteles llenos de azúcar o cerveza con alto contenido de carbohidratos que se traducen en aún más calorías. Definitivamente necesitará estar en un programa de pérdida de peso si se da demasiado alcohol.

4) Beber mucha agua

¡Los jugos, los refrescos y el café no cuentan! Simplemente buena olé agua corriente. El agua elimina las toxinas en el cuerpo ayuda al cuerpo a recuperarse de la deshidratación causada por el consumo de alcohol. También se sentirá lleno para no comer en exceso, lo que aumentará de peso.

5) Saltar postre para bajar de peso

¿Necesitas esas cosas dulces y cargadas de calorías? Si debe tenerlos, elija aquellos que no sean tan dulces o incluso mejores, solo tenga algunas frutas y nueces fibrosas. Haga esto para mantener su peso bajo control.

Si puede seguir estos consejos en la próxima temporada de vacaciones, no aumentará de peso y, por lo tanto, es posible que no necesite perder peso después de las vacaciones o embarcarse en un programa de pérdida de peso. Simple y genial, ¿no?

17. ¿Se vuelve más saludable usando estos 7 simples consejos para la vida cotidiana?

En estos días, más y más personas se están volviendo intelectuales en lugar de trabajos físicos. Sentarse en las sillas de la oficina todo el día se ha convertido en una norma para muchos de nosotros. El estrés, el ajetreo y las prisas nos hacen olvidar la comida regular y llenar nuestros estómagos con hamburguesas con queso y refrescos, que no hacen nada bueno por nuestros cuerpos.

Como resultado de un ritmo de vida tan loco, rara vez encontramos tiempo para ejercicios, gimnasios o nutrición equilibrada. De hecho, es una de las razones por las que ahora hay más del

60% de los ciudadanos estadounidenses que tienen sobrepeso. Sin embargo, es posible cambiar su estilo de vida y perder peso si está dispuesto a hacerlo.

Estos 7 consejos de la vida diaria que se proporcionan a continuación lo ayudarán a perder sus kilos de más, a volverse más enérgico y saludable.

1. Bebe más agua

Nuestros cuerpos necesitan mucha agua. El agua elimina los desechos de nuestros organismos y transporta diversos nutrientes a todos nuestros órganos y células. Su cuerpo también pierde agua al usarlo de varias maneras. Por esta razón, debe reemplazarlo y beber agua con más frecuencia de lo que está acostumbrado.

Comience el día con un vaso de agua por la mañana. Beba un vaso de agua antes de cualquier comida. Lleve una botella de agua cuando vaya a trabajar. Su cuerpo necesita aproximadamente 3-5 litros de agua durante un día. Así que no dudes en beber mucha agua donde y cuando puedas.

2. Coma frutas y beba jugos de frutas

Comer frutas y jugos te ayuda a eliminar toxinas de tu cuerpo. Comer una variedad de frutas también te ayuda a obtener suficiente fibra, vitaminas y antioxidantes. Es por eso que debe comer frutas frescas y beber jugos de frutas naturales con la mayor frecuencia posible.

Los jugos de frutas de las tiendas a menudo se endulzan. Si quiere beber jugos, haga jugos frescos usted mismo. Si cree que toma demasiado tiempo, busque jugos con etiquetas que digan "jugo 100% de fruta". Estos son mucho más saludables para su cuerpo siempre que contengan muchas más vitaminas.

3. Coma muchas verduras y ensaladas de verduras

Cuando se trata de perder kilos de más, las verduras son una excelente opción. Son naturales y contienen diferentes vitaminas, minerales y toneladas de otras sustancias químicas útiles que se sabe que proporcionan beneficios para su cuerpo. Las verduras son bajas en grasas y calorías, ayudan a controlar los niveles de glucosa en la sangre, reducen el colesterol en la sangre y reducen el riesgo de cáncer de colon y otros tipos de cáncer. Todas estas características también ayudan a controlar su peso de manera efectiva.

Si sientes que comer vegetales solos no es una buena opción para ti, entonces prepara algunas ensaladas. Mezclar vegetales juntos le brinda aún más vitaminas y beneficios para la salud. Hay toneladas de sabrosas y saludables recetas de ensaladas en Internet. También puedes usar tu imaginación para hacer excelentes ensaladas.

4. Come solo cuando tengas hambre

Cuántas veces has estado en una fiesta donde viste muchas comidas diferentes y sabrosas, que te ofrecieron probar.

No comas porque te lo ofrecen. Come solo cuando quieras.

A muchas personas también les gusta comer bocadillos. Entre comidas o cuando no tienes nada que hacer. Deja de comer bocadillos. La mayoría de los bocadillos contienen mucha grasa y calorías. Reemplace sus bocadillos habituales con verduras o frutas. Estos son saludables para tu cuerpo y nunca engordarás, solo adelgazarás.

5. Lleve comida saludable con usted

Muchos de nosotros trabajamos en ocupados trabajos de oficina y no tenemos tiempo para comer regularmente. En este caso, traiga su propia comida hecha con usted. En lugar de traer sándwiches con carne, tome ensaladas de verduras, zanahorias, ensaladas de pollo. Cualquier alimento bajo en grasa servirá. De esta manera, no tendrá que esperar un descanso para llenar su estómago. Podrá tener horarios fijos cuando coma alimentos.

También es importante intentar comer aproximadamente 5 veces al día, en lugar de 3 o 2. Coma en cantidades más pequeñas, pero con más frecuencia. Esto te ayuda a aumentar tu metabolismo.

6. Haz ejercicio cuando puedas

Hacer ejercicio en un gimnasio no solo es una excelente manera de hacer crecer algunos músculos, sino también de perder algunas libras. El ejercicio te ayuda a quemar tus calorías en lugar de almacenarlas en tu cuerpo como grasa. Nuestros cuerpos fueron creados para ser activos, por lo que hacer ejercicio lenta y fácilmente puede ayudarlo a obtener más energía y a sentirse mucho mejor.

Al final de la semana, intente perder todo el estrés y quemar calorías en un gimnasio o realizar algún tipo de actividad física en casa. Si tiene tiempo, intente hacer ejercicios fáciles todos los días.

7. No te acuestes o te sientes cuando puedas moverte

A muchos de nosotros nos gusta ver la televisión acostados en un sofá o sentados en una silla cómoda. Por supuesto, cuando llegas a casa después de un día de trabajo duro, estás cansado y todo lo que puedes pensar es un sofá y un control remoto en tu mano. Pero tal pereza no te ayudará a perder peso. Por el contrario, te hará aumentar algunas libras más.

Así que no te acuestes ni te sientes, cuando puedas caminar y moverte. En lugar de mirar la televisión, como un tonto, adelante y ejercítese en su jardín, por ejemplo, limpie su garaje, arregle su automóvil, salga a caminar al parque o la playa. Respira aire fresco y muévete con más frecuencia. No solo ayuda a reducir el estrés después del trabajo, sino que también aumenta nuestro estado de ánimo y te hace más enérgico.

En conclusión

Recuerde que todos estos consejos lo ayudarán a perder peso, pero solo si está decidido y listo para dedicar parte de su tiempo. No espere adelgazar 4 tamaños después de comer 5 zanahorias y beber jugo de naranja.

Tu cuerpo, como muchas cosas en este mundo, necesita tiempo. Sé paciente. Y si utiliza honestamente al menos algunos de estos consejos, cambiará su estilo de vida, lo que al final lo llevará a un cuerpo más delgado y saludable.

19. CÓMO GANAR PESO Y DESARROLLAR MÁS MASA MUSCULAR

Un programa típico de entrenamiento de fuerza para el aumento de peso casi siempre incluye levantamientos de peso libres compuestos como sentadillas, presa de banca, presa de hombros, flexiones (agarre ancho) y saltos. La cantidad de peso utilizada para cada uno, el número de repeticiones y la frecuencia del entrenamiento, obviamente, se personalizarán para adaptarse a su tipo de cuerpo, fuerza actual y objetivos de entrenamiento de fuerza.

También es importante tener en cuenta que la capacitación con demasiada frecuencia es peligrosa y contraproducente. Más entrenamiento no equivale a más músculo. El cuerpo no se fortalece durante el ejercicio; en realidad se vuelve más fuerte durante el período de reparación entre ejercicios. Esto es bastante no intuitivo, pero es un hecho científico básico. Como tal, es de vital importancia para las personas evitar el sobreentrenamiento y construir períodos de descanso apropiados entre repeticiones, series y entrenamientos.

Motivación intrínseca y progreso continuo

Este puede ser el componente más descuidado de un sistema

de aumento de peso efectivo, pero es tan importante como los otros dos mencionados anteriormente.

El problema de la motivación no suele ser el de comenzar. Muchas personas tienen la voluntad y el deseo de comenzar un programa de aumento de peso; al menos, lo hacen las primeras veces. Cuando la motivación hace, o se rompe, un programa de aumento de peso es cuando se trata de monitorear el progreso y mantener el aumento muscular.

Esto no implica que las personas sean débiles o no estén interesadas en el progreso; en realidad, es bastante más complejo que eso. Aunque 1,000 personas pueden concentrarse, en el mismo día y al mismo tiempo, en aumentar de peso de manera efectiva y con resultados musculares medibles, no es una exageración decir que cada una de estas personas experimentará algo diferente. Algunas de esas diferencias serán profundas y visibles; Otras diferencias serán sutiles y difíciles de expresar con palabras. El dilema aquí es que las personas pueden comenzar a dudar de la validez de su programa cuando su progreso (o falta de progreso) no refleja los resultados logrados por otra persona. O peor, algunas personas realmente pueden comenzar a dudar de su capacidad para "aumentar de peso" cuando ven a otra persona haciendo progresos aparentes hacia sus objetivos de aumento de peso.

El remedio a este dilema está contenido en el término "seguimiento". La clave para un aumento de peso exitoso radica fundamentalmente en la capacidad de seguir un programa y seguirlo, al mismo tiempo que se realizan los ajustes apropiados para aprovechar las ganancias y evitar decepciones. En última instancia, si los componentes de nutrición y entrenamiento de fuerza están en su lugar, el logro de los objetivos de aumento de peso es simplemente una cuestión de tiempo y esfuerzo; y ahí es donde la motivación juega su papel más importante.

Las estrategias probadas típicas para garantizar que la motivación se mantenga alta y continua incluyen: ajustar los entrenamientos para agregar algo de variedad y evitar el aburrimiento; usando imágenes (como una imagen de antes y después, o un video) para monitorear el progreso; escribiendo objetivos (¡realistas!); medir las mejoras físicas cada dos semanas; medir las mejoras mentales / psicológicas cada dos semanas; mantenerse enfocado y, por supuesto, tomar descansos cuando sea necesario.

Poniendo todo en su lugar y tomando medidas

Como se señaló anteriormente, existe una cantidad desconcertante de información de baja calidad (o no calidad) disponible que pretende ayudar a las personas naturalmente delgadas a aumentar de peso. La mayoría de esta información dañina gira en torno a "comer más"; lo que, si funciona, simplemente conduce a la creación de células grasas permanentes. Desafortunadamente, para las personas naturalmente delgadas atrapadas en este ciclo de desinformación y malentendidos, sus opciones son permanecer más delgadas de lo que desearían, o aumentar de peso y arriesgarse a tener una alta proporción de grasa corporal o incluso obesidad.

Afortunadamente, sin embargo, no se necesita crear nada para ayudar a las personas naturalmente delgadas a alcanzar sus objetivos de aumento de peso; No se requieren avances científicos o curas milagrosas. Simplemente, lo que se requiere es una acción basada en lo que ya está disponible, y lo que se ha señalado anteriormente: nutrición adecuada, entrenamiento de fuerza efectivo y auto motivación.

Asegurar que estos tres elementos estén presentes es el tema unificador que es común en casi todas las historias exitosas de aumento de peso que se hayan escrito, aplaudido y admirado.

20. IDEAS PARA BAJAR DE PESO

Después de escribir sobre el hecho de que muchas personas se quejan de estar "gordas", pero no hacen nada al respecto, pensé que sería una buena idea escribir una sobre una forma de perder peso. Bueno, tal vez no de una manera particular, pero de varias maneras ...

Para empezar, si quieres perder peso, puedes tomar el camino obvio: Jenny Craig. ¿Por qué no? Ha funcionado muy bien para muchas, muchas personas, incluido el inflado, y ahora un poco desinflado, Kirsty Alley. Pero algunas personas están demasiado avergonzadas para entrar en un Jenny Craig. Tal vez porque la gente puede verte hacerlo, pero eso no viene al caso. ¿Qué más puedes hacer?

¡Toma pastillas! Claro ... También ha funcionado para un número significativo de personas. Las píldoras para bajar de peso son muy comunes y fáciles de conseguir. Pruebe la píldora de la dieta Adipex si lo desea. Pero la mayoría de las personas buscan excusas para no hacer eso tampoco, ya que puede ser vergonzoso si alguien te ve tomarlas.

Bueno, eso nos lleva a la solución perfecta: ¡mira lo que COMES! No hay necesidad de pagar todo tipo de dinero por "Weight Watchers" o "Jenny Craig", o tomar píldoras de pérdida de peso embarazosas, solo tome nota de lo que está comiendo y trate de adquirir algunos hábitos más saludables. Si nota que está comiendo mucha comida chatarra, trate de reducirla. Intente cambiar sus bocadillos por frutas y verduras, o tal vez incluso coma menos. Observe la cantidad de comida que está ingiriendo, y eso en sí mismo puede darle resultados.

Para cualquier otra idea de pérdida de peso, puede probar la librería, un nutricionista o consultar a su médico.

21. AÑO NUEVO - NUEVA DIETA - ¿TÚ NUEVO?

¿Está a punto de hacer otra resolución de año nuevo, como ve el año anterior, junto con sus promesas incumplidas y sus buenas intenciones fallidas?

Fresco con una convicción recién descubierta, después de los excesos excesivos del período navideño y nuestro habitual fracaso para controlarnos, llegamos a la resolución del año nuevo, ¡un triunfo anual de esperanza sobre la realidad!

Espero que esta vez tengas la mentalidad única para tener éxito, donde la última vez que fallaste. No estoy sugiriendo por un momento que no quieras tener éxito, estoy seguro de que tu deseo de perder peso es genuino, pero esta es la realidad, es una ¿esperanza, un sueño y cuál es el punto de tener sueños si no vas a hacer que sucedan?

Puede soñar con ganar la lotería y sí, ¡podría ganar! Pero todo se debe al azar y tienes más posibilidades de volar a la luna que ganar la lotería.
¿Haciendo un cambio real en tu vida? Bueno, ese es un sueño que puedes hacer realidad. Y puedes comenzar aquí, ahora mismo.

El problema con las resoluciones de año nuevo, radica en la planificación. Avanzar hacia una fecha objetivo importante en tu vida, contemplar hacer algo que sabes que va a ser una lucha.

Por supuesto, no lo estás esperando. ¿Qué esperas? A medida que comienza a experimentar una acumulación constante de expectativas, que lo llevarán al gran día en que finalmente comenzará a corregir todo lo que está mal en su vida.

No hay presión allí entonces. Estoy seguro de que te sentirás listo para comenzar ese día.

Mientras tanto, por supuesto, ahora tienes la excusa perfecta para comportarte mal porque realmente no importa si te dejas ir en Navidad, ¿verdad? Puedes hacer todo en exceso. ¡No importará si aumenta algunas libras extra! Después de todo, usted merece tener un último atracón antes de las privaciones del próximo año.

Si crees eso, entonces estás delirando. Solo te estás engañando a ti mismo porque te hace sentir mejor en este momento. Es el colmo, antes del colmo profundo que inevitablemente seguirá y dañará su autoestima, saboteando sus posibilidades de éxito incluso antes de comenzar.

Despierta y huele el café.

¿De verdad quieres perder peso? Entonces haz algo al respecto, AHORA.

Despeje los armarios de todas las cosas que sabe que son malas para usted, AHORA.

No te los comas. Si cree que el desperdicio es malo, póngalo en una caja y déselo a la caridad.

Hazlo AHORA, mientras lees este artículo.

No lo pospongas hasta mañana porque mañana nunca llega.

La forma en que pensamos y sentimos acerca de nosotros mismos es a menudo la diferencia entre la felicidad y el éxito, o la frustración y el fracaso, por lo tanto, el éxito y los cambios reales y duraderos solo provienen de cambiar la forma, pensamos. Todos somos productos de nuestro pensamiento.

Entonces, cada pensamiento que pensamos tiene un impacto

en nosotros. Respondemos a nuestros pensamientos negativos y a nuestros pensamientos positivos. Si tiene un historial de no cumplir con sus expectativas, sus recuerdos están cargados de programación negativa.

No importa cuánto esfuerzo consciente ponga en cambiar sus hábitos, su mente subconsciente está inundando su cuerpo con mensajes negativos que han estado arraigados durante años.

Sin embargo, puede cambiar su forma de pensar acerca de perder peso con la ayuda de los DVD de hipnoterapia.
Muchas personas que intentan perder peso luchan por mantener la fuerza de voluntad. Sienten que necesitan ayuda y, a menudo, les da vergüenza admitir a alguien que tienen un problema. Ahora, muchas víctimas de baja motivación y baja autoestima se están beneficiando del tratamiento de hipnoterapia, que literalmente puede cambiar la vida de las personas para mejor.

Tu vida mejorará si comienzas a creer en ti mismo y en tus habilidades, te sentirás respetado, dándote ese impulso extra para aumentar la motivación, y tu entusiasmo aumentará notablemente. Algunas personas dicen que se siente como magia porque es muy fácil hacer cambios poderosos. La hipnoterapia simplemente le permite acceder a los recursos que ya tiene en su mente subconsciente.

El deseo de hacer cambios es bueno. Tomar medidas para comenzar algo es aún mejor. Supongamos que ha decidido ahora mismo comenzar a hacer los cambios que desea. Si lo ha intentado antes y ha fallado, necesita una estructura de apoyo implementada lo más rápido posible, para ayudarlo a mantener su resolución y mantener sus procesos de pensamiento enfocados en sus objetivos. Un programa de DVD de hipnoterapia para uso doméstico puede ayudar. Ciertamente no quieres estar obsesionado con la comida todo el tiempo.

Puede perder peso y estoy seguro de que su programa de alimentación preferido será el adecuado para usted. Y tendrá éxito esta vez si se asegura de implementar un sistema de soporte efectivo lo antes posible.

Por lo tanto, no espere para hacer cualquier resolución de año nuevo a la medianoche del 31 de diciembre, ¡decida comenzar a hacer los cambios que desea hacer en su vida, ahora!

Haz algo diferente esta vez.

22. PLANIFICACIÓN DE COMIDAS PARA SU PROGRAMA DE ADELGAZAMIENTO

Una de las cosas más desalentadoras acerca de comenzar un programa de adelgazamiento es planificar lo que vas a comer.

Sin embargo, no tiene que ser tan difícil como parece. La mayoría de las comidas son fáciles de preparar, especialmente si usan ingredientes frescos y saludables. Olvídate de hervir tus verduras hasta la muerte y cómelas crudas, o ligeramente al vapor si quieres que estén calientes. No pele la fruta que no necesita pelar, le ahorra tiempo y le permite obtener el beneficio completo del contenido de fibra. Hay muchas maneras de planificar sus comidas que lo ayudarán a lograr sus objetivos de adelgazamiento.

1) comer pescado

El pescado es bueno para usted, particularmente el pescado azul como el salmón y la caballa. La otra ventaja es que el pescado se cocina rápidamente. Puede comprarlo preparado en el supermercado o en la pescadería y la mayoría de los pescados se asarán en solo unos minutos. También es fácil de hornear en papel de aluminio, e incluso puede agregar algunas verduras como puerros, pimientos o tomates en el papel de aluminio para que todo se cocine al mismo tiempo. Incluso la caza furtiva de peces en un poco de agua sazonada no lleva mucho tiempo. Planee comer pescado al menos dos veces por semana y tendrá una comida fácil y saludable que requiere poca preparación y poco tiempo de cocción.

2) Acostúmbrate a las ensaladas

Siempre que tenga los ingredientes, puede preparar una amplia variedad de ensaladas en poco tiempo. Las ensaladas verdes hechas con lechuga romana, pepino, apio y aguacate son saludables y se pueden preparar en 10 minutos. Las zanahorias, las frutas secas y el jugo de limón con semillas de sésamo o girasol son una ensalada rápida y fácil de servir con pollo o pescado.

3) Vapor, no hierva

Hervir vegetales como el brócoli y el repollo reduce la efectividad de sus nutrientes y los hace menos apetitosos. Cocine al vapor el brócoli y otras verduras durante solo un par de minutos para obtener verduras crujientes y vibrantes y saltee el repollo en un poco de jugo de limón.

Aunque debe cambiar sus hábitos alimenticios cuando está adelgazando, no tiene que planificar sus comidas con una semana de anticipación para asegurarse de que está comiendo adecuadamente. Siempre que compre los alimentos correctos, los cocine bien y no coma en exceso, debería encontrar que su plan de pérdida de peso es fácil y divertido.

23. PONER FIN A LOS ANTOJOS DE COMIDA

La mayoría de nosotros no comemos la dieta perfecta, y tenemos problemas con la comida, al igual que todos los demás. Tener conciencia de esto y conocer un poco sobre nuestra salud y nutrición alimentaria puede ayudar a la hora de tomar decisiones acertadas.

Muchas personas luchan con los "antojos" de comida. Los estudios nos dicen que es bastante común que los antojos de alimentos ocurran con bastante frecuencia alrededor de la hora de acostarse. Es posible que haya bajado la guardia, que haya tenido un día inusualmente duro y que siga su camino no tan alegre para encontrar ese sabroso manjar.

Cuando los antojos de alimentos no tienen restricciones, lo que comienza como un refrigerio antes de acostarse se convierte rápidamente en un frenesí de alimentación en toda regla. Nos dirigimos a la cocina y a cualquier otro lugar donde la comida pueda esconderse, despejando el camino a medida que avanzamos.

La mayoría de los antojos de alimentos no se trata de satisfacer una necesidad nutricional o un desequilibrio. Parecen estar más relacionados emocionalmente, o Dios no lo quiera, causados por la simple glotonería. No se comprende completamente por qué nos damos demasiado.

A continuación se enumeran algunos pensamientos e ideas sobre los antojos de alimentos:

- Si la comida no está disponible, ¡no puedes comerla! ¡Vacíe el tarro de galletas y manténgalo así! Mantenga a mano opciones de alimentos saludables.

- Reconocer los sentimientos y emociones que conducen a un antojo de comida. ¿Tienes antojos de comida cuando estás aburrido, solo o estresado? Si puede identificar un desencadenante, puede lidiar con la emoción que le hace desear cierta comida.

- No te desanimes. Siempre hay un mañana. Llame a un amigo, haga un buen uso de su red de apoyo y comparta sus sentimientos con alguien.

- Dormir lo suficiente. Cuando estás cansado, es más probable que anheles cosas.

- Nunca te rindas. Cuando "resbale", haga lo que sea necesario para recuperar el control. Intenta practicar la moderación la mayor parte del tiempo,
Piensa con moderación y no con abstinencia en todo momento.

- Comprender que el autocontrol y la disciplina por sí mismos, no serán suficientes. Si dependes totalmente de ti mismo para el control, fracasarás. Se requiere formar relaciones solidarias y de apoyo. Si actualmente no tiene una red de soporte, comience a construir un HOY MISMO.

- ejercicio. Aumenta las endorfinas para sentirse bien que reducen sus antojos. Intente realizar al menos 30 minutos de actividad física todos los días.

- Usar moderación. En lugar de llenarse de todo tipo de alimentos con la esperanza de que su antojo desaparezca, coma de 100 a 200 calorías de su alimento "anhelado".

- Sustituir con alimentos bajos en grasa y carbohidratos complejos. Si tienes hambre de chocolate, come yogur de chocolate sin grasa. Pruebe las barras de higo o las pasas para un antojo dulce.

- Nunca te saltes una comida. Come cada tres o cinco horas. Pruebe seis comidas más pequeñas o comidas regulares con refrigerios nutritivos.

- Comprender que los antojos de hambre a menudo están relacionados con el estrés; caminar en el parque, conexiones espirituales, una acogedora chimenea, baños ... Todo esto estimula las regiones del cerebro que estimulan el placer. Las técnicas de relajación también pueden funcionar. En pocas palabras, sustituya las experiencias placenteras por comidas reconfortantes.

- Tenga cuidado con ciertos medicamentos. Pueden estimular el apetito. Los medicamentos utilizados para el tratamiento de la depresión y el trastorno bipolar pueden ser estimulantes del apetito. Otros medicamentos, tanto recetados como de venta libre, también pueden influir en el apetito. Si está tomando un medicamento y le preocupan los antojos de comida, hable con su médico o farmacéutico. Es posible que pueda encontrar una alternativa que no envíe sus antojos fuera de control.

- Distráete. Ponte a trabajar. Haga otra cosa que no sea ceder a su deseo de comida.

- Mire el interior de su refrigerador y gabinetes de cocina y haga una "limpieza de la casa". Deseche esas cosas poco saludables y comience a comprar más sabiamente. Una planificación cuidadosa contribuirá en gran medida a mejorar sus posibilidades de éxito.

¡Ven sabiamente, sé feliz y vive mucho tiempo!

24. CUESTIONANDO EL MITO DE LA OBESIDAD

El mito de la carne: por qué la obsesión de los Estados Unidos con el peso es peligrosa para su salud. Gotham Books, Nueva York, 2004. En una conferencia de prensa del 2 de junio de 2005, la Dra. Julia Gerberding, directora de los Centros para el Control y la Prevención de Enfermedades, se disculpó por los mensajes mezclados que la población ha estado recibiendo aproximadamente los peligros de la carne. . Reconociendo que los datos defectuosos en varios estudios de los CDC habían exagerado los riesgos, Gerberding estaba respondiendo en parte a críticos como Saint Paul Campos. Campos hace sonar la alarma por la mala habilidad, y su volumen The Myth (reeditado en mayo de 2005 como The Dieta Myth) apareció de manera destacada en una reciente cláusula de portada de Científica American.

La Biblia y la controversia proporcionan una lección objetiva sobre el escepticismo. Campos no es un profesional de cheques sino un abogado; Él menciona esto, lo que implica que su condición de extraño a la emisión ayuda a su juicio. Sin embargo, es importante recordar que los abogados no buscan la verdad; en cambio, abogan por un lado. En este caso, Campos está abogando en nombre de aquellos que creen que los esfuerzos para retratar la gordura como RA insalubre e inaceptable impulsada por la disciplina científica de escombros, el odio a las personas gordas y una industria de dietas con hambre de ganancias. También cree que la receta tradicional de pérdida de peso gratuita de ver lo que come y hacer ejercicio no funciona. Campos acusa de que "casi todo lo que el gobierno y los medios de comunicación [] dicen cerca de ejercer peso y controlar el peso [es] está muy distorsionado o es totalmente falso". Todo el campo está plagado de "polvo", escribe Campos, y el ex cirujano de operaciones general Jacques David Satcher estaba "enfermo de cerebro" en sus esfuerzos por frenar a los estadounidenses.

Ciertamente es cierto, como admitió el Dr. Gerberding (y Patrick Johnson explica en esta publicación), que una variedad de estimaciones de la cifra de muertos se exageraron constantemente. Si bien Campos y otros críticos pueden regodearse en la reivindicación, el hecho es que es solo la última de una larga lista de amenazas mundiales que han sido hechas por un medio sensacionalista de noticias (y, en menor grado, por la comunidad de revisión médica). Las advertencias, la publicidad y la exageración que rodean al virus del Nilo Occidental, la bola, la gripe, el ántrax, la enfermedad de las vacas locas e incluso el SIDA, por nombrar solo algunos, superaron con creces cualquier amenaza razonable. Y la información confusa y contradictoria del examen médico no es novedosa, como William Baarschers describe en la suya en esta salida.

25. ACELERE SU PÉRDIDA DE PESO CON HIERBAS Y ESPECIAS

Me pregunto cuánto se sabe generalmente que los beneficios del uso de hierbas y especias pueden acelerar sus esfuerzos de pérdida de peso, en una cantidad bastante considerable en realidad.

Todos sabemos que las hierbas y las especias se usan para cocinar en diversos grados, y, por supuesto, la razón principal para hacerlo es hacer que la comida sea mucho más sabrosa e interesante.

Sin embargo, sospecho que te sorprenderán los considerables beneficios para la salud que también se pueden obtener al usarlos. Al decir esto, me refiero a los elementos cotidianos que se pueden encontrar en
La mayoría de las despensas, y no necesariamente esas variedades exóticas y probablemente no tan conocidas.

Descubrí los muchos beneficios de las hierbas y especias y el hecho de que pueden ser más beneficiosas para un programa de pérdida de peso, cuando estaba haciendo una investigación extremadamente detallada para mi último libro.

Los resultados de esa investigación fueron tan amplios que podrían ser la base en sí misma para una publicación completa, y por lo tanto mucho más detallados de lo que podría incluir en este breve artículo.

Sin embargo, he podido incluir una buena cantidad de información a continuación sobre varias hierbas y especias que se sabe que ayudan particularmente a acelerar la pérdida de peso, y eso también se suma a sus excelentes beneficios generales para la salud.

Debes descubrir que podrás comprar estas hierbas de cualquier buen proveedor de herbolario.

Garcinia: (Garcinia Camboya) es una hierba que se vende principalmente para mejorar la pérdida de peso y aumentar la cantidad de músculo magro. Esto también se conoce como colina o baya de Brídela. Uno de los principales beneficios de la Garcinia es que actúa como un supresor del apetito y evita que el cuerpo almacene grasa.

Psyllium: (Planta hace SPP.) Esta pequeña hierba descarada tiene bastantes beneficios para la salud. Se sabe que el fisicalismo ayuda a reducir el colesterol, y otro beneficio importante es que también ayuda a
Prevenir el estreñimiento. Si lo usa como parte de su programa de pérdida de peso, puede ayudarlo a comer menos calorías y aun así sentirse realmente lleno.

Esto se debe a la cantidad de fibra que contiene.

Mencioné anteriormente que ayuda a prevenir el estreñimiento, pero para lograrlo, debe asegurarse de beber mucha agua.

Ginseng siberiano (Eleutherococcus senticosus) Si va a comenzar a hacer ejercicio regularmente como parte de su rutina de salud y pérdida de peso, que normalmente es muy recomendable, entonces esta es una hierba realmente útil.

Puede ayudar a su cuerpo a adaptarse al estrés de los cambios no habituales, y lo ayudará a sentirse menos cansado, incluso cuando esté haciendo ejercicios simples como caminar, por ejemplo.

Por lo tanto, a su vez, es más probable que siga su rutina de ejercicios.

Pequeños secretos conocidos en tu despensa

Cayena: (también conocida como pimiento, pimiento picante, guindilla, pimienta de Tabasco). La mayoría de nosotros tenemos cayena en nuestras despensas, y se usa muy comúnmente en muchos platos de comida. La cayena se puede encontrar en muchas formas, como especias molidas, tés y cremas tópicas.

Es bien conocido por su acción antioxidante, y ayuda mucho con la osteoartritis y la artritis reumatoide, el herpes zóster y la neuropatía diabética.

Sin embargo, una nota de precaución: Cayenne puede actuar con medicamentos anticoagulantes, así que asegúrese de consultar a su médico. El uso excesivo también puede irritar el tracto intestinal.

Las cremas de capsaicina tópicas fabricadas pueden causar una sensación de ardor, por lo que debe probar primero en un área pequeña de la piel, recordando lavarse bien las manos después de aplicar la crema. Esto evitará que se propague a los ojos, la nariz u otras áreas sensibles.

Hinojo: es originario del Mediterráneo y se utiliza ampliamente en todo el mundo. Lo encontrará en tés, cápsulas, tinturas y pastillas. El hinojo se puede usar para ayudar con la hinchazón, la flatulencia, los espasmos digestivos leves, el catarro y la tos. También tiene propiedades antimicrobianas, antiespasmódicas y antiinflamatorias.

Una nota de precaución aquí: el hinojo a veces puede causar reacciones alérgicas raras en la piel y las vías respiratorias. El hinojo también es una fuente potencial de estrógenos sintéticos y debe evitarse si está embarazada.

Ajo: puedes comprar este fresco, o el que probablemente tengas en tu despensa se secará. La desventaja del ajo es el olor que deja en el aliento, pero mastica un poco
El perejil después de comer pronto resolverá ese problema.

También se sabe que el ajo ayuda a estimular el sistema inmunitario y a combatir el cáncer. Los beneficios para la salud bien documentados incluyen la reducción del colesterol, la lucha contra las infecciones y la reducción de la sangre.
Presión.

Una vez más, una nota de precaución: el ajo también puede interactuar con medicamentos anticoagulantes, así que asegúrese de consultar con su médico si tiene alguna duda. Se conocen casos raros de reacciones alérgicas, y algunas personas pueden experimentar acidez estomacal o incluso flatulencia.

Estas son solo algunas de las hierbas que puedes usar para cocinar, pero recuerda que hay muchas más, y los beneficios de usarlas con frecuencia pueden ser bastante notables.

26. TÉ VERDE (CAMELLIA SINENSIS) Y PÉRDIDA DE PESO

Parece que últimamente he encontrado abundante información sobre los beneficios de consumir té verde. Debido a esto, me he inspirado para recopilar parte de la información, específicamente sobre el té verde y la pérdida de peso.

El té verde contiene una serie de cosas que, según se informa, son muy saludables para usted. Entre estos están:

Taninos, fenoles, polifenoles y compuestos flavonides, el aminoácido teanina y las catequinas, de las cuales EGCG parece ser el más beneficioso.

Algunos de los beneficios informados de que verá al investigar el té verde son:

• Proteger la piel de la radiación ultravioleta.
• Protección contra diferentes tipos de cáncer.
• Mayor vida útil
• Protección del cerebro.
• Aumento de los niveles de antioxidantes.
• Se ha informado de que Theanin niega el efecto nervioso de la cafeína, y aumenta la agudeza mental, y algunos incluso han dicho que brindan un estado relajado pero consciente.

• Por último pero no menos importante es el aumento del metabolismo de las grasas.

Este aumento del metabolismo de las grasas es lo que más interesa a las personas que desean perder peso. Simplemente significa la velocidad a la que quema calorías y la capacidad del cuerpo para quemar grasas. Los estudios parecen apuntar a una conexión entre la cafeína en el té verde y el gálata de epigalocatequina (EGCG) que causa un aumento en la noradrenalina. La noradrenalina ayuda a su cuerpo a aumentar su metabolismo y suprimir su apetito.

Algunos expertos recomiendan que tome un suplemento de té verde estandarizado que contiene 90 mg de EGCG y 50 mg de cafeína. Por supuesto, siempre debe consultar a su médico antes de tomar cualquier suplemento, especialmente uno con cafeína.

Beber té verde puede ser una experiencia placentera. He probado algunos muy buenos tés verdes y he probado algunos que saben a lo que imagino que sabe a hierba mezclada. Mis favoritos parecen ser la mezcla de té verde y limoncillo. Los mejores que he encontrado han sido en tiendas naturistas o en línea. No te rindas en tu primer gusto. Experimente y pruebe diferentes sabores de té verde. Puedes encontrar uno o más que te encantan. Generalmente cocino mi té verde en el microondas y lo bebo tibio. He preparado varias bolsas a la vez con agua hirviendo y luego las coloco en el refrigerador para una buena bebida fría también.

Beber té verde también puede ser una ayuda para bajar de peso si se produce otro hábito como el café con azúcar o cola. Conozco a muchas personas que comienzan el día con una cola de cafeína llena de azúcar o té helado endulzado. Así es como obtienen su cafeína matutina. ¿Por qué no sustituir esto por té verde y disfrutar de la sensación y los beneficios para la salud? Reemplace eso después del almuerzo con una taza de café con una taza de té verde. Hará algo saludable para su cuerpo y no experimentará la "gota" que el café le puede dejar aproximadamente una hora más tarde. También disfrute de una taza de té verde antes de su rutina de ejercicios, solo tenga cuidado y no lo consuma a última hora de la tarde.

Una taza de té verde contiene aproximadamente la mitad de cafeína que una taza de café. Si es sensible a la cafeína, tenga cuidado o evite todos juntos.

Creo en un estilo de vida saludable para alcanzar el peso deseado. Si me conoce o lee alguno de mis artículos, también sabe que soy un creyente de los suplementos, solo como una ayuda para un estilo de vida saludable. No es una solución mágica. Veo el té verde como una herramienta efectiva en su arsenal de pérdida de peso.

El té verde parece una adición maravillosa a su vida diaria que puede ayudarlo a aumentar su metabolismo, protegerse de la enfermedad y darle un suave levantamiento de cafeína.

Deseándole la mejor salud,
Bill

27. PÉRDIDA DE PESO EXITOSA EN CINCO SENCILLOS PASOS

Si se encuentra entre los millones de personas con problemas de peso, es posible que ya haya considerado o incluso intentado muchas alternativas para perder peso, y aún puede estar buscando

Ese "remedio" mágico.

Lamentablemente, no hay remedios mágicos, píldoras de dieta o suplementos para perder peso. Requiere deseo, persistencia y mucha información precisa sazonada con amplias cantidades de apoyo.

Y orientación cuidadosa, para tener éxito.

A través de las pruebas y tribulaciones de muchos planes fallidos de pérdida de peso, ahora sabemos que si intenta controlar su peso haciendo demasiados cambios radicales en su dieta y estilo de vida,

eventualmente fallarás.

Para que un plan de dieta tenga éxito, debe ajustarse a los límites de los hábitos y actividades normales del día a día. Debe permitir el consumo de alimentos familiares en entornos sociales familiares y tradicionales.

La exclusión de los alimentos "tabú" o de su restaurante de comida rápida favorito es generalmente un escenario para una eventual falla en la dieta. Cuando dejas de pensar en ello, ¿no son las cosas que te dicen que no puedes hacer o no puedes tener lo que más deseas? Es parte de la naturaleza humana. ¡Queremos lo que no podemos tener!

Así que quítanoslo, y seguramente esto es exactamente lo que queremos y anhelamos más. Las fuentes de información más reconocidas coinciden en que tendemos a centrarnos en lo que no podemos tener, incluidos los alimentos que comemos (vea lo que la Biblia tiene que decir al respecto; Romanos 7: 14-15).

Un buen plan para perder peso no debe tratar de cambiar radicalmente su comportamiento alimenticio. El plan debe adaptarse a sus actividades diarias y hábitos alimenticios, y por supuesto a cualquier buen plan.
Debe incorporar los beneficios de una buena nutrición, conveniencia y, sobre todo, practicidad.

La conclusión es que todos somos personas muy ocupadas sin mucho tiempo libre. No es muy probable que cambiemos nuestros estilos de vida ocupados para seguir un plan restrictivo para perder peso.

Tal vez algunos funcionen por un corto período de tiempo, pero los hechos no mienten. Aunque las dietas de "pérdida" de peso pueden funcionar por un corto tiempo, la mayoría de nosotros descubriremos que en poco tiempo las libras comenzarán a aumentar.

Después de todo, no vamos a dejar de comer en restaurantes de comida rápida y restaurantes de comida rápida cuando necesitamos una comida rápida o un refrigerio, y es poco probable que dejemos de comer con socios comerciales, buenos amigos y familiares.
Por lo tanto, es muy difícil (si no imposible) seguir las pautas de dieta en ocasiones especiales de comida como estas.

¡No vamos a eliminar los alimentos que amamos y anhelamos,

y definitivamente no vamos a perder un tiempo precioso preparando comidas dietéticas especiales desde cero todos los días! Por lo tanto, es importante saber que no tiene que dejar de hacer nada de lo anterior para perder peso.

Puede verse y sentirse como un millón de dólares, quitarle años a su apariencia y tener la energía y la vitalidad para cumplir sus sueños, siguiendo algunas pautas simples.

Aquí están...

Tómelo paso a paso.

Algunos de los mayores logros en la vida comienzan dando un pequeño paso a la vez. Cuando tenemos el desafío de pensar profundamente, alentados por otros a tener éxito y, en última instancia, inspirados a tomar
Acción, grandes cosas comienzan a suceder.
Si tiene objetivos importantes para perder peso que no está logrando, trate de pasar menos tiempo preocupándose por todas las "causas" posibles y comience a concentrarse en cómo puede progresar.

Esta es una de las claves para avanzar y una herramienta simple pero poderosa para el éxito.

Evaluar sus necesidades dietéticas y estilo de vida.

La conciencia es la clave, así que tómate un tiempo para aprender sobre tus necesidades dietéticas específicas (ingesta calórica) y los requerimientos diarios de energía, por ejemplo. Estamos hablando de un entendimiento básico
Aquí, y no tener que entrar en ningún gran detalle.

Busque el consejo de amigos y autoridades de confianza.

¡No te creas todo lo que oyes! Hay miles de "estafas" de dieta en el mercado. Cuando encuentre una fuente confiable, haga todas las preguntas que pueda sobre la dieta y el ejercicio. Averiguar qué

Ha trabajado para otros. Pero esté siempre alerta para el enfoque de "solución rápida" ... No funcionará en la mayoría de los casos.

Comience a crear un sistema de apoyo.

Alrededor del 85% de nuestra "felicidad" y bienestar están determinados por la calidad de nuestras relaciones con otras personas. Relaciones amorosas y afectuosas y una red de amigos, familiares y colegas.
Reduce el estrés, aumenta la longevidad y nos ayuda a lograr nuestros objetivos en la vida (incluida la pérdida de peso).

Somos criaturas sociales, y hacemos nuestro mejor esfuerzo cuando tenemos amigos para animarnos, ofrecer apoyo, dar consejos y hacernos responsables cuando sea necesario. Esto nos facilita el éxito.

¡Entonces, rodéate de personas, herramientas y actividades que te hagan más propenso a tener éxito que a fracasar! Organice su entorno de vida y situaciones sociales para que todo lo que lo rodea lo empuje hacia adelante, en lugar de posiblemente dejarlo totalmente desmotivado.

Usa tus recursos.

Lea consejos motivadores, información general de salud y cualquier otra literatura que pueda obtener de manera práctica. ¡Información es poder!

Ahora da el primer paso
Ahí tienes. Por lo tanto, puede comenzar hoy y asegurarse de que todo su enfoque sea controlado, racional y metódico. Si puede adoptar la "visión a largo plazo" y establecer objetivos realistas "alcanzables", seguramente tendrá éxito.

28. SOÑANDO EN LA ESCUELA O EN EL TRABAJO PARA BAJAR DE PESO

Hacer equipo, ya sea en la escuela o en el trabajo, para perder peso puede ser una de las mejores maneras de lograr sus objetivos de dieta, según un estudio publicado en el Journal of Consulting and Clinical Psychology. El estudio siguió a un grupo de amigos que se asociaron en un esfuerzo por perder peso, así como a varias personas con los mismos objetivos. Al final del estudio, los investigadores encontraron que las personas que se asociaron no solo tenían más probabilidades de completar su programa de dieta, sino que también perdieron más peso que las personas que hicieron dieta sin un compañero de apoyo. Además, las parejas que hacen dieta tuvieron más éxito en mantener su pérdida de peso que las personas que solo hacen dieta.

Entonces, ¿qué hace la gran diferencia entre hacer dieta con un compañero y hacer dieta solo? Los investigadores creen que el elemento de apoyo social es un factor convincente. Un compañero de pérdida de peso puede proporcionar el apoyo moral y la disciplina que necesita para mantenerse en el camino.

Si bien casi cualquier persona puede servir como socio para perder peso, los investigadores creen que los amigos de la escuela o del trabajo son mejores socios para perder peso porque no están tan probable que juzguen como la familia o incluso los amigos cercanos. Además, es más probable que un compañero de pérdida de peso de la escuela o el trabajo comprenda las frustraciones únicas que enfrentan las personas que hacen dieta en los ocho o cinco mundos reales del trabajo o la escuela.

Al tomar la decisión de formar un equipo en el trabajo o la escuela, las personas que hacen dieta deben considerar varios factores clave al seleccionar un compañero para perder peso. Uno de los primeros factores que deben considerar es el tipo de compañero de pérdida de peso que mejor se adapte a sus necesidades. Por ejemplo, pregúntese si necesita más a alguien que trabaje con usted o alguien que lo ayude a evitar esas tentadoras fiestas de oficina cargadas de postres y la hora ritual de la merienda.

También debe considerar encontrar un compañero que se adapte bien a su personalidad, así como a su horario y ubicación. Si bien puede trabajar en la misma empresa que otra persona interesada en perder peso; si sus horarios constantemente entran en conflicto, es probable que no puedan brindarse apoyo mutuo. Lo mismo es cierto cuando se busca un compañero para perder peso en la escuela; el sistema de compañeros funcionará mucho mejor si sus horarios son similares y las clases se encuentran cerca una de la otra. Finalmente, asegúrese de buscar un compañero de pérdida de peso que no sea demasiado estricto o demasiado indulgente en su apoyo. Busque a alguien que lo apoye pero lo mantenga firme en el camino.

Cuando encuentre el socio de soporte adecuado, asegúrese de sentarse con ellos para discutir objetivos comunes. Considere formas en que pueden apoyarse mutuamente en sus esfuerzos de pérdida de peso, como estos:

• Túrnense para llevar refrigerios saludables al trabajo / escuela.
• Reserve un momento durante el día en el que pueda hablar sobre el progreso, los contratiempos y los consejos.

• Reúnase para visitar el gimnasio o tomar una clase de aeróbicos durante la hora del almuerzo.

• Intercambie recetas bajas en calorías, bajas en grasas o bajas en carbohidratos.

• Celebrar las victorias de los demás.

Con la cantidad adecuada de apoyo y aliento, puede sorprenderse con el éxito que puede lograr en sus objetivos de pérdida de peso.

29. LA DIETA ES ABURRIDA.

Probablemente conozcas una dieta aburrida: hay al menos uno en cada oficina, cada grupo y en cada reunión. Casi siempre es femenino: los hombres también pierden peso, pero no parecen sentir la misma compulsión por convertir al mundo entero. La culpa es de nuestra necesidad innata de cambiar a todos los demás.

La dieta aburrida es la que conoce el recuento calórico de cada bocado que come, y se asegura de que usted también lo sepa. Puede exponer, por fin, los méritos relativos del azúcar, la sal, las proteínas y los carbohidratos. Ella realmente sabe la diferencia (y lo explica en un grado repugnante) entre las grasas mono y no saturadas, las grasas trans y las grasas esenciales. Sabe qué es bueno para usted y qué cosas terribles sucederán si realmente come lo que está en su plato.

Ella es la que te hace estremecer en un restaurante mientras interroga meticulosamente a la pobre camarera sobre cómo se prepara y cocina todo. Exige sustituciones y omisiones especiales y luego se queja de que su comida es insípida. Él lleva sustitutos de sal y azúcar en su bolso junto con sus libros de valores de alimentos de confianza y una calculadora para totalizar las calorías y carbohidratos que ella (y usted) ha consumido.

Hace que muchos de nosotros caigamos de nuestras dietas que Ronald McDonald's y el Coronel Sanders juntos porque hace que todo el concepto de perder peso sea tan aburrido que no queremos tener nada que ver con eso.

A medida que disfrutamos de nuestros espaguetis y bolas de carne (con tostadas de ajo), podemos consolarnos al notar que la dieta aburrida, a pesar de la amplitud de su conocimiento y sus esfuerzos públicos de control de peso, siempre es un poco más pesado de lo que debería.

¿Quizás ella también se aburre?

30. LOS SECRETOS PARA PERDER PESO DESPUÉS ÉL EMBRAZÓ

Sarah es una madre embarazada de tres hijos que continúa amamantando a su hija de 18 meses. Después de cada uno de sus embarazos, ha tenido dificultades para perder peso. Con todas sus responsabilidades, la pérdida de peso no es una prioridad. Aun así, desea que, una vez que termine este embarazo, pueda volver a su peso anterior al matrimonio. La mujer promedio gana más de 25 libras (aproximadamente 11 kg) (aproximadamente 11 kg) durante su embarazo. El procedimiento del parto puede resultar en una pérdida de peso de hasta 14 libras (6.35 kilogramos), lo que significa que las nuevas mamás aún tienen un peso considerable que perder una vez que salen del hospital. Sin embargo, algunas mujeres simplemente asumen que esta "grasa de bebé" nunca desaparecerá. Sin embargo, es completamente posible perder peso durante el período posparto. Varios expertos médicos recomiendan ingresar a un programa de pérdida de peso después del nacimiento de su bebé. Esto significa que no comenzará a hacer dieta hasta unos tres meses después del nacimiento. Debe combinar una dieta baja en grasas con ejercicio moderado para lograr la pérdida de peso.

No esperes resultados instantáneos. Le tomará unos buenos nueve meses recuperar su peso antes del embarazo. Un enfoque lento es mejor porque necesita darle tiempo a su cuerpo para recuperarse después del parto. Ciertamente, es posible que pueda perder peso más rápido, pero como resultado podría estar sacrificando nutrientes valiosos.

Curiosamente, la lactancia materna en realidad mejora la pérdida de peso. El Colegio Americano de Obstetras y Ginecólogos ha descubierto que la lactancia materna provoca la liberación de hormonas que permiten que el útero vuelva a su tamaño normal. Sin embargo, la lactancia materna sola no reducirá su peso. Debe combinarlo con una dieta sensata y un programa de ejercicio moderado. Tenga en cuenta que necesita tener al menos 1800 calorías al día mientras amamanta para mantenerse saludable y mantener sano a su bebé. Aun así, manténgase alejado de la comida chatarra durante este período. Debe confiar en los alimentos con alto valor nutricional para mantener el nivel adecuado de calorías cada día.

Hay muchas buenas razones para hacer ejercicio durante el período posparto. Además de ayudar a acelerar la reducción de peso, el ejercicio puede ayudar a aliviar la depresión posparto, mejorar su estado de ánimo y aumentar su confianza. El ejercicio también puede "aclarar tu cabeza" para que puedas satisfacer mejor las demandas de la maternidad. Puede considerar unirse a una clase de ejercicios "Madre y yo" para que su bebé pueda hacer ejercicio junto con usted. Otra sugerencia útil es solicitar la ayuda de un amigo o pariente para que actúe como su compañero de ejercicio para que tenga algo de apoyo emocional mientras hace ejercicio. Una ventaja adicional del ejercicio es que debería aumentar su nivel de energía, que es fundamental cuando se lucha contra la fatiga que resulta del cuidado de un recién nacido.

Su dieta generalmente debe ser baja en grasa pero no sin grasa;

rico en vitaminas y de alto vuelo. Bajo ninguna circunstancia debe seguir una dieta de moda. Dicha dieta podría ser bastante dañina para su salud y en realidad podría retrasar su recuperación del parto. Es una buena idea establecer objetivos de pérdida de peso, pero no se exceda. Reconozca que hay un límite en la cantidad de peso que puede perder durante un período de tiempo determinado.

Es posible que veas a una serie de madres actrices adornando las portadas de revistas poco después del nacimiento de sus hijos. Parecen esbeltas y elegantes, totalmente desprovistas de grasa para bebés. En el artículo adjunto, incluso pueden hablar sobre hacer ejercicio inmediatamente después del parto. Dichos artículos envían a las nuevas madres un mensaje peligroso: que debe hacer todo lo posible para adelgazar lo más rápido posible después de que nazca su bebé. Tal filosofía no solo es ridícula, sino que también es poco saludable. Como resultado, deberá "Desconectar" dichos mensajes de los medios de comunicación y mantener el rumbo con su plan de pérdida gradual de peso.

El tiempo justo después del nacimiento de un niño puede ser bastante desafiante, ya que afecta tanto su fuerza física como emocional. Si bien es una buena idea comer de manera saludable, deberá controlar su ritmo en lo que respecta a la pérdida de peso. Con el tiempo, debería poder perder el peso que ganó durante su embarazo. De hecho, es posible que se encuentre más saludable después de que nazca su bebé.

31. COMPRENDER LA OBESIDAD: CÓMO REDUCIR EL PESO

Las causas del PESO EXCESIVO

Si come más nutrientes que contienen energía de la que necesita para sus actividades diarias, para los procesos internos de su cuerpo y para el proceso de quema que mantiene la temperatura corporal, los nutrientes excesivos pueden transformarse en grasa y almacenarse en los depósitos de grasa en su cuerpo. Las causas de que esto ocurra, y por lo tanto del sobrepeso, son uno o más de estos factores:

1. Consumir demasiada grasa: la grasa es el nutriente más rico en energía, y el consumo excesivo hará que la grasa consumida en exceso se deposite en el cuerpo.

2. Consumir demasiado azúcar, almidón u otros carbohidratos: los carbohidratos también son importantes fuentes de energía. El consumo excesivo de carbohidratos hará que el exceso se convierta en grasa y se almacene en el cuerpo.

3 Consumir demasiado alcohol: también esta sustancia contiene energía, y el consumo excesivo produce grasas almacenadas en su cuerpo.

4 Consumir demasiados productos reprocesados con grasas o azúcar agregadas, y a menudo ocultas, como bebidas dulces, pasteles, helados, comida rápida y bocadillos.

5. Comer demasiado en conjunto: tal vez su comida no está cargada de grasa o azúcar, pero simplemente come demasiado. Además, la proteína se convertirá en grasa si se consume en exceso.

6. Comer de forma irregular, como comer mucho en un momento, poco en otro momento, esperar mucho entre comidas, consumir grandes dosis de azúcar en algunos momentos, sin azúcar en otros momentos: si come de manera irregular, puede tener un apetito incontrolable, un nivel de azúcar en la sangre oscilante y una fisiología anormal que te hace depositar grasa en tu cuerpo.

7. Una vida tranquila con poco ejercicio para quemar poca grasa y azúcar.

8. Aburrimiento en su vida diaria: si no tiene muchos pasatiempos, actividades de ocio, o se aísla de otras personas, puede sufrir aburrimiento y comer en exceso puede ser su forma de entretenerse.

9. El cuerpo tiene cierta capacidad de quemar una cantidad extra de azúcar o grasa. Esta capacidad puede disminuir debido a la falta de vitaminas y minerales, y debido a una dieta poco saludable.

10. Un apetito anormal que le insta a comer mucho más de lo que necesita: este apetito anormal puede originarse por causas psicológicas, una dieta sana o falta de ejercicio.

Analiza tus problemas de obesidad

Antes de comenzar su programa de reducción de peso, revise todos los posibles factores causantes de obesidad enumerados anteriormente, para averiguar qué factores contribuyen a su problema de sobrepeso. Baja a los detalles. Por ejemplo: si encuentra que consume demasiada azúcar, averigüe los tipos de alimentos exactos que contribuyen a su consumo excesivo de azúcar. Escribe todo abajo.

Hacer un plan

Con el análisis realizado en la mano, haga un plan para su reducción de peso. Decide una meta para tu peso. Decida una o más medidas para cada componente que contribuya a su problema. Escribe tu plan.

Cómo reducir peso

Para perder peso con éxito, debe atacar cada componente que haya encontrado como un factor causante de su problema de obesidad. Estas son las medidas concretas que puede usar y poner en su plan:

1. Come menos grasa

Si come mucha grasa, debe reducir la ingesta diaria de grasa, para hacerlo:

* Elija pescado pobre en grasa, carne / carne pobre en grasa, pollo, pavo, champiñones y otras fuentes de alimentos con contenido de grasa legal como los componentes principales de los platos.

* Corte la grasa visible de la carne u otras fuentes de alimentos.

* No agregue mucha margarina, mantequilla o aceite a sus alimentos.

* Cuando fríes algo, trata de usar la menor cantidad de grasa posible en la sartén.

2. Come menos azúcar

Si come mucha azúcar, reduzca su ingesta diaria de azúcar libre o azúcar limitada como en harina, papas y similares:

* No agregue mucha azúcar a su comida.

* Es posible que también necesite consumir menos pan, papas,

guisantes y frijoles, si come mucho, pero no deje de comer este tipo de alimentos, ya que contienen nutrientes valiosos. Sin embargo, use pan hecho de maíz lleno.

3. Evitar el consumo excesivo de alcohol.

El alcohol contiene energía y se transformará en grasa si consumes demasiado.

4. Evite los alimentos preprocesador con grasa o azúcar agregada y a menudo oculta

Algunos alimentos contienen una enorme cantidad de grasa o azúcar oculta, especialmente comida rápida, bocadillos o alimentos reprocesados.

* Por lo tanto, debe evitar comer muchos productos como pasteles, bebidas dulces, bocadillos, chocolate, helados o comida rápida.

* También debe comprar todos los alimentos que usa en forma natural y preparar sus platos usted mismo. Entonces logras un control absoluto sobre la cantidad de grasa y azúcar en tus platos

5. Come menos, pero no te mueras de hambre

Después de haber reducido la cantidad de azúcar y grasa de su dieta, puede caer en la tentación de comer más que antes porque la nueva composición de sus alimentos no satisface su hambre. Debe tener en cuenta y evitar esta trampa.

* Al intentar bajar de peso, debe reducir la cantidad total de alimentos que come.

* Sin embargo, no debes morirte de hambre. Morir de hambre solo te hará sentir cansado y enfermo, y luego te hará interrumpir tus esfuerzos para adelgazar.

6. Come regularmente

Los hábitos alimenticios regulares le darán un nivel estable de azúcar en la sangre, lo ayudarán a controlar su apetito y a normalizar su fisiología para quemar grasa.

* Debe comer tres o cuatro comidas al día.

* Cada comida debe contener la misma cantidad moderada de azúcar y grasa.

* Cada comida debe contener algunas fuentes de proteínas como pescado, carne, huevos, hongos o semillas ricas en proteínas, y en todos los medios debe ser lo más nutricionalmente posible.

7. Incremente su actividad física diaria

La actividad física aumenta la quema de grasa y lo ayudará a controlar su apetito.

* Haga algunos ejercicios diarios que aumenten el consumo de energía: trotar, andar en bicicleta, nadar, jugar a la pelota, esquiar, etc.

* Haga también algunos ejercicios para aumentar su volumen muscular, ya que los músculos quemarán grasa, por ejemplo, levantar pesas.

8. Encuentra algún nuevo pasatiempo o interés

Si encuentra algún pasatiempo nuevo o actividad de ocio, evitará el aburrimiento y la tentación de comer en exceso porque está aburrido. Intente también realizar actividades interesantes junto con otras personas. Las nuevas actividades también le darán menos tiempo para sentarse a comer.

9. Come alimentos saludables para aumentar tu capacidad para quemar grasa

No es posible perder peso sin atenerse a los principios básicos de reducción de grasa mencionados anteriormente, pero también se beneficiará al aplicar algunas medidas que aumentarán su capacidad para quemar grasa pasivamente:

* Coma alimentos tan naturales como sea posible, evite los alimentos que se hayan cocinado, frito o procesado químicamente. Los alimentos naturales tienen su contenido de proteínas, vitaminas, minerales y antioxidantes intactos, y estos son necesarios para la capacidad de quemar grasas.

* Coma algunas frutas y verduras crudas en cada comida, ya que contienen vitaminas, minerales y antioxidantes que necesita.

* Puede beneficiarse de los suplementos de vitaminas, minerales, hierbas, antioxidantes, ya que estos harán que su cuerpo sea más capaz de quemar grasas.

* La poca grasa que usa en su dieta, debe provenir de fuentes como la aceituna, el maní, la canela, el pescado, las nueces, la flor del sol, etc. Luego obtendrá un buen equilibrio entre la grasa mono insaturada (oliva, canela, maní), grasas poliinsaturadas del tipo omega-3 (pescado) y grasas poliinsaturadas del tipo omega-6 (girasol).

* Consuma cereales enteros o pan hecho de cereales enteros sin refinar.

* También hay productos naturales en el mercado que puede usar para aumentar su descomposición y quema de grasa.

10. Controla tu apetito

Muchas de las medidas ya enumeradas también lo ayudarán a controlar su apetito. Si esto sigue siendo difícil, este problema puede atacarse por medios específicos:

* Puede usar algunos medicamentos para reducir el apetito durante algún tiempo o para reducir la absorción de grasas o carbohidratos en sus intestinos. Hay dos medicamentos naturales a base de hierbas, vitaminas y minerales y productos farmacológicos para lograr esto.

* La meditación diaria puede ayudar a relajar la mente y ganar un rol cuento.

* La asesoría psicológica puede ser necesaria.

11. La proporción entre grasa y azúcar en tu dieta.

La cantidad total de grasas y carbohidratos combinados es un factor clave para causar obesidad, no solo grasas o carbohidratos solos. En algunos regímenes de pérdida de peso, uno come muy pocos carbohidratos y bastante grasa. En otros, se comen bastantes carbohidratos y muy poca grasa. Los defensores de cada tipo de régimen afirman que su enfoque ayuda al cuerpo a quemar mejor la grasa.

Probablemente las personas son diferentes y reaccionan de manera diferente cuando intentan manipular la dieta de esta manera. Como primer enfoque, probablemente no sea aconsejable intentar enfoques tan extremos. Sin embargo, si ha controlado sus hábitos alimenticios y aún no ha logrado un resultado satisfactorio, puede intentar manipular la proporción de grasas / carbohidratos para ver si esto ayudará. Pero no dejes de consumir grasas por completo. Siempre necesitará algunos ácidos grasos esenciales en su dieta.

Realizando su PLAN

Habiendo hecho su plan para su reducción de peso, ha llegado el momento de llevarlo a cabo. Después de cada semana, repase los puntos de su plan y evalúe qué tan bien lo hizo. También revisa tu peso. Escriba para cada punto de su plan qué tan bien lo hizo.

32. PÉRDIDA DE PESO

Había tenido sobrepeso toda mi vida. También he tratado de cambiar mi vida y ahora tengo éxito. ¿Qué he hecho? Comenzó hace 3 años. He cambiado mi forma de pensar en mi vida. Me detuve para usar mi oración favorita de que mañana haré algo sobre mi peso y me di cuenta de que esta es mi última oportunidad de cambiar mi rostro.

Aquí es por qué aumentamos de peso y mi sugerencia para revertirlo

Cuando estamos nerviosos, comemos. No tenses. Cuando celebramos algo con amigos, comemos. Celebremos en templanza. Cuando miramos televisión, ¿qué hacemos? Comemos y comemos. ¿Nuez dura para romper? Una vez que dijimos, comemos. Cuando vemos fumar a alguien, comemos algo. Necesitamos hacernos algunas preguntas que puedan ayudar a resolver un problema:

Pensé en bajar de peso pero no lo hice. ¿Por qué pasó esto? ? Principalmente es porque realmente quieres comer el dulce. ¿Realmente necesito esta galleta / pastel / helado en este momento o estoy pacificando algo que no me está yendo bien ahora? ¿Qué me gustaría cambiar en mi vida ahora mismo? ¿Por qué quiero cambiarlo? ¿Qué traerán estos cambios, ya sea ahora o en el futuro cercano? ¿Siempre es más fácil posponer la pérdida de peso por un día más?

Las personas que han logrado con éxito su peso ideal y una mejor salud sin hacer dieta informan las siguientes estrategias de éxito:

Se comprometieron a cambiar los hábitos a largo plazo en lugar de simplemente perder peso. Se educaron sobre principios nutricionales sólidos. Aprendieron a lidiar con las emociones y el estrés sin alimentos. Consumen conscientemente cuando tienen hambre y se detienen cuando están llenos. Cambian el enfoque de "Mirar bueno "para honrar su salud y bienestar. Aprenden a ajustar las porciones o la ingesta de alimentos para que coincidan con el nivel de actividad. No se sabotean a sí mismos. Tratando de hacer mucho trabajo y algo me desconcierta o requiere un pensamiento adicional, mi tendencia es querer tomar un descanso y obtener algo para masticar. Eso también puede ser cierto para ti. No he trabajado directamente en los sentimientos de ansiedad, solo en el resultado final de querer comer algo. Cada vez que lo probé, terminé sin querer lo que iba a comer en primer lugar, así que personalmente diría que es muy efectivo.

33. MOTIVACIÓN PARA BAJAR DE PESO: CÓMO ENCONTRARLO Y CONSERVARLO

Todos los que han intentado perder peso saben que el problema colosal es la motivación: ¿dónde lo encontramos, cómo lo mantenemos y qué hacemos cuando se resbala?

Para tener éxito en la pérdida de peso, debe encontrar su motivación. Más importante aún, debe mantenerse motivado, incluso cuando los tiempos se ponen difíciles. Lea los consejos y trucos y otros recursos a continuación para ayudarlo a encontrar y mantener su motivación.

* Establezca sus objetivos y calcule una escala de tiempo realista para lograrlos. Comprométete con ellos al 100%.
] Póngalo por escrito. Garabatea con el mayor detalle posible por qué necesitas perder peso, cuánto vas a perder, cuándo y cómo. Cuanto más te comprometas a papel, mejor. Lleve consigo un cuaderno y úselo para registrar pensamientos e ideas, recetas, citas, lo que sea que lo inspire y lo mantenga en movimiento.

* Dígale a un amigo o miembro de la familia y pídale que lo

ayude a cumplir con su plan.

* Recuerde que está perdiendo peso y está mejorando su salud "un día a la vez". Puedes quedarte en cualquier cosa por un día.

* No te detengas en la basura que estás eliminando de tu dieta. En su lugar, celebre los alimentos saludables que está agregando.

* Haga viñetas de sus principales problemas de motivación y escríbalos en una pila de tarjetas. Muestre las tarjetas donde las verá regularmente: en el espejo de su baño, en su bolso, en su automóvil.

* Cree un "mantra" para repetirse cuando los tiempos se ponen difíciles. Por ejemplo, "Todos los días estoy mejorando mi salud, mi aspecto y mi bienestar. Me estoy fortaleciendo en todos los sentidos".

* Considere pedir el patrocinio de amigos y familiares por una buena causa. ¿Quizás pueda recaudar dinero para niños hambrientos mientras controla su alimentación?

* Comience un archivo o álbum de recortes de artículos, recetas y cualquier otro título interesante que lea.

* Comience otro archivo de ideas de moda y vestuario. ¡Planifique lo que necesitará comprar cuando reduzca una o dos tallas!

* Compre una alcancía y llénela con una suma particular por cada libra que pierda. ¡Puedes usarlo para tus nuevos atuendos!

* Encuentra a alguien con quien compartir la experiencia y ríete en los momentos difíciles.

* Aprende de otros adelgazadores exitosos. Lea las historias de otras personas, únase a un club, encuentre una sala de chat o inicie su grupo de correo electrónico.

* Motívese con nuestra colección de cotizaciones de pérdida de peso, disponible de forma gratuita para los suscriptores de la

publicación semanal. Perderlo a mi manera exina.

34. PROBLEMAS DE PÉRDIDA DE PESO PARA SIEMPRE

Imagínese si por un momento sus problemas de pérdida de peso hubieran desaparecido para siempre. ¿Cómo sería tu vida? ¿Qué tipo de cosas podrías hacer como resultado?

Si no tenía sobrepeso, podría descubrir cómo se sentiría sentarse cómodamente en una silla de cine, o cómo sería dar un largo paseo con sus nietos o disfrutar de la emoción de participar nuevamente en su deporte favorito. Incluso su rutina diaria de ir al baño, ducharse y simplemente vestirse mejoraría enormemente.

Continúa imaginando ... ¿qué tipo de sueños podrías cumplir si el peso ya no te preocupara? ¿Cómo te sentirías contigo mismo? ¿Cuánto dinero ahorrarías? Nunca más imagines tener que preocuparte por aumentar de peso o perder peso. Además de eso, ¡imagina poder comer todo lo que quieras y nunca preocuparte por tu peso!

¡Puedes bajar de peso y mantenerlo siempre apagado!

Sé que suena demasiado bueno para ser verdad. Sin embargo, es completamente posible tener todo eso y más. Comer una deliciosa comida integral, una dieta a base de plantas puede brindarle todo eso, además del beneficio adicional de promover una excelente salud. Según T. Colín Campbell, autor de The China Study, una dieta basada en plantas y alimentos enteros reduce los riesgos de enfermedades cardíacas, diabetes, arteriosclerosis, cáncer y muchas otras enfermedades comunes.

La obesidad es un gran problema

Todos sabemos que la obesidad es un gran problema en Estados Unidos hoy. Sin embargo, probablemente no haya una persona obesa que disfrute ser así. No necesita las estadísticas para decirle que 2 de cada 3 adultos en Estados Unidos tienen sobrepeso; todo lo que necesita hacer es mirar a sus amigos, familiares, miembros de la iglesia y compañeros de trabajo.

En 2002, los costos de la atención médica estadounidense relacionados con la obesidad figuraban en $ 100 mil millones de dólares. ¡Sí, eso es mil millones! Y lo creas o no, eso es $ 30 mil millones de dólares más de lo que se gastó en 1999. ¡No parece absurdo que gastemos miles de millones de dólares cada año en atención médica relacionada con la obesidad cuando hay millones de niños hambrientos en nuestro mundo!

Promoviendo el problema

Es lamentable que tengamos un sistema que promueva la obesidad. La obesidad es promovida por las mentalidades de "super tamaño", "más es mejor" y "lo quiero ahora". Además de eso, para resolver los problemas de aumento de peso que nuestro sistema fomenta, el mismo sistema promueve soluciones de pérdida de peso de "solución rápida": bebidas dietéticas y alimentos, dietas de moda, conteo de calorías, conteo de carbohidratos y trucos de intercambio de alimentos.

Ahora la solución

La vida no tiene por qué ser así. Puede experimentar la libertad de los problemas de pérdida de peso y disfrutar de la mejor salud de su vida. Puede eliminar todas las preocupaciones y la culpa asociadas con una alimentación incorrecta. Puede hacer que comer sea una alegría y un placer, no una ecuación matemática. Según el Dr. Campbell, la investigación ha demostrado una y otra vez que los vegetarianos y veganos (personas que no comen productos de origen animal) suelen ser significativamente más delgados que los que consumen la dieta estadounidense estándar. En un estudio, a los sujetos con sobrepeso se les dijo que comieran todo lo que quisieran de alimentos que en su mayoría fueran bajos en grasa, alimentos integrales y vegetales. En tres semanas, los sujetos en promedio perdieron 17 libras (aproximadamente 8 kg) cada uno.

Vegetariano versus alimentos enteros de origen vegetal

Necesito dar una palabra de aclaración aquí. Uno puede ser vegetariano y aún tener sobrepeso. Lo que sucede es que algunos vegetarianos simplemente reemplazan las carnes con granos refinados, pastas, panes y dulces. Una dieta integral basada en vegetales es la clave para perder peso y un estilo de vida saludable y continuo.

Puede comer todo lo que desee de alimentos a base de plantas en sus formas naturales, es decir, alimentos que no han sido o han sido procesados mínimamente. Algunos ejemplos serían frutas y verduras crudas frescas, nueces y semillas remojadas (no crudas ni tostadas), arroz integral, avena, varias legumbres y frijoles. Ejemplos de alimentos que no se ajustan a los criterios de alimentos completos son panes, pasteles, leche, queso, productos con azúcares refinados o edulcorantes artificiales, frutas enlatadas, sopas y verduras, etc.

Hacer la transición a la preparación de deliciosos platos de comida integral puede ser un desafío al principio. Un excelente recurso para ayudarlo a hacerlo es el libro de recetas de Rita Romano, Dieting In The Raw. Otro gran recurso es Hallelujah Acres en www.hacres.com.

Haga que el ejercicio sea parte de su plan

Todos sabemos que el ejercicio promueve la pérdida de peso. Un estudio sugiere que solo de 15 a 45 minutos de ejercicio al día resultará en mantener un peso corporal de 11 a 18 libras (aproximadamente 8 kg) más liviano de lo que sería de otra manera. Sin embargo, esa no es toda la historia. También hay alguna evidencia científica que sugiere que los vegetarianos tienen en promedio una tasa metabólica más alta, lo que significa que queman más de sus calorías ingeridas en lugar de depositarlas en grasa. En otro estudio, las ratas con una dieta principalmente vegetariana eligieron hacer más ejercicio que las ratas con una dieta alta en proteínas animales.

Tienes una opción

Los problemas de obesidad y pérdida de peso afectan a millones de personas en nuestra nación cada año. En gran medida, estos problemas pueden eliminarse con la educación y la actitud adecuadas sobre qué tipo de alimentos promueven la salud. ¡El sobrepeso no es un problema que se corregirá con un programa de dieta o una bebida dietética! El Dr. Campbell dice: "la dieta que ayuda a reducir el peso a corto plazo debe ser la misma dieta que crea y mantiene la salud a largo plazo ... Podemos controlar la causa (de la obesidad)". Está justo al final de nuestro tenedor ".

¿Qué vas a elegir hacer?

35. CIRUGÍA DE PÉRDIDA DE PESO: ¿CUÁLES SON LAS OPCIONES?

Para comprender cómo los procedimientos quirúrgicos ayudan a la persona con sobrepeso a reducir su grasa corporal, es útil comprender primero el proceso digestivo responsable de manipular los alimentos que tomamos.

Una vez que la comida se mastica y se traga, está en camino a través del tracto digestivo, donde las enzimas y los jugos digestivos la descomponen y permiten que nuestros sistemas absorban los nutrientes y las calorías. En el estómago, que puede contener hasta tres pintas de material, la descomposición continúa con la ayuda de ácidos fuertes. A partir de ahí, se mueve hacia el duodeno, y el proceso digestivo se acelera mediante la adición de bilis y jugos pancreáticos. Es aquí, que nuestro cuerpo absorbe la mayoría del hierro y calcio en los alimentos que comemos. La parte final del proceso digestivo se lleva a cabo en los 20 pies (ca. 6 m) del intestino delgado, el yeyuno y el íleon, donde se completa la absorción de calorías y nutrientes, y las partículas de alimentos no utilizados se envían al intestino grueso. Para eliminación

Los procedimientos de pérdida de peso implican evitar, o de alguna manera eludir el proceso digestivo completo. Van desde una simple reducción de la cantidad que puede comer hasta grandes desvíos en el tracto digestivo. Para calificar para muchas de estas cirugías, una persona debe llamarse "obesidad mórbida", es decir, pesar al menos 100 libras. Sobre el peso apropiado para su altura y estructura general del cuerpo.

Bypass gástrico

A mediados de la década de 1960, el Dr. Edward E. Masón descubrió que las mujeres que habían sufrido una extirpación parcial del estómago como resultado de úlceras pépticas, no lograron aumentar de peso después. A partir de esta observación, creció el uso de prueba de grapado en la parte superior del estómago, para reducir su capacidad real a aproximadamente tres cucharadas. El estómago se llenó rápidamente y finalmente se vació en la porción inferior, completando el proceso digestivo de la manera normal. Con los años, la cirugía se convirtió en lo que ahora se conoce como Bypass Gástrico Roux-en-y. En lugar de dividir el estómago, se divide y se separa del resto, con grapas. Luego se corta el intestino delgado a aproximadamente 18 "debajo del estómago, y se une al" nuevo "estómago pequeño. Luego se comen comidas más pequeñas, y los alimentos digeridos se mueven directamente a la parte inferior del intestino. Como las cirugías de pérdida de peso se consideran en general, esta se considera una de las más seguras, ya que ofrece un tratamiento a largo plazo de la obesidad.

Banda gástrica

Un procedimiento que produce básicamente los mismos resultados que el engrapado / bypass del estómago, y también se clasifica como una cirugía "restrictiva". Las primeras operaciones, involucraron una banda no flexible colocada alrededor de la parte superior del estómago, debajo del esófago, creando un estómago en forma de reloj de arena, reduciéndose la porción superior a la misma capacidad de 3-6 onzas (0.17 l). A medida que las tecnologías avanzaban, la banda se volvió más flexible, incorporando un globo inflable, que cuando se activaba mediante un reservorio colocado en el abdomen, era capaz de inflarse para reducir el tamaño del estoma o desinflarse para agrandarlo. La cirugía laparoscopia significa cicatrices más pequeñas y menos invasión del tracto digestivo.

Desviación Biliopancreatic

Una combinación del bypass gástrico y la reestructuración de Roux-en-y, que evita una sección significativa del intestino delgado, creando así la probabilidad de malabsorción. El tamaño del estómago se reduce, y una anastomosis Roux-en-y extendida se une al estómago más pequeño, y más abajo en el intestino delgado de lo normal. Esto permite al paciente comer grandes cantidades, pero aun así lograr la pérdida de peso a través de la mala absorción. La profesora Nicolás Scopinaro, de la Universidad de Génova, Italia, desarrolló la técnica y el año pasado publicó los primeros resultados a largo plazo. Mostraron una pérdida promedio del 72% del exceso de peso corporal, mantenida durante 18 años, los mejores resultados a largo plazo de cualquier procedimiento quirúrgico bariátrico, hasta la fecha. Los pacientes con TLP requieren seguimientos de por vida para controlar la ingesta de calcio y vitaminas. Las ventajas de poder comer más y aún perder peso se contrarrestan con heces sueltas o malolientes, flatos, úlceras estomales y posible desnutrición proteica.

Bypass Jejuno-Ileal

Si bien los métodos quirúrgicos para reducir el peso son valiosos para las personas con obesidad mórbida, no están exentos de riesgos. Los pacientes pueden requerir más reposo en cama después de la cirugía, lo que resulta en una mayor probabilidad de coágulos sanguíneos. El dolor también puede causar una reducción de la profundidad de la respiración y complicaciones como la neumonía.

Antes de someterse a una cirugía de reducción de peso / grasa, una persona con sobrepeso grave necesita comprender a fondo los beneficios y riesgos, y debe comprometerse con su salud futura. Tener un estómago más pequeño no va a evitar que el refrigerio crónico con azúcar, "pastando" con dulces ricos en calorías. Tampoco un suministro constante de pop, jugos dulces concentrados y batidos de leche reduce la ingesta de calorías. Con algunas cirugías de derivación, ciertos alimentos pueden agravar los efectos secundarios que no tienen por qué ser tan graves, si se siguen las dietas de sentido común. La cirugía puede ser un "atajo" para perder peso, pero también puede reducir su disfrute de la vida, si no puede adherirse a los regímenes que la acompañan.

36. ENCUESTA DE PÉRDIDA DE PESO: POR QUÉ LAS PERSONAS QUE HACEN DIETA NO PIERDEN PESO

Los niveles actuales de sobrepeso y obesidad, junto con enfermedades relacionadas con el peso, han convertido el control del peso en una prioridad de salud importante en todo Estados Unidos. Sin embargo, las estadísticas indican que la reducción de peso promedio en las dietas convencionales se suma a solo 5-8 libras (3.63 kg) por año. Entonces, ¿por qué nos resulta tan difícil hacer dieta? Según una nueva encuesta (1), la respuesta parece ser: porque cometemos 3 errores cruciales. No tenemos un incentivo lo suficientemente bueno; nos permitimos pasar hambre; y no podemos hacer frente a los "días malos".

La encuesta de pérdida de peso realizada por annecollins.com pidió a las personas que hacen dieta que seleccionen los tres problemas más grandes que enfrentaron al hacer dieta. Los problemas más comunes reportados fueron: "Incentivo inadecuado para perder peso" (76%); "Hambre" (72%); y "Días malos" (70%). Aunque estos resultados no sorprenderán a la mayoría de las personas que hacen dieta, destacan la importancia de la motivación en el proceso de la dieta. Examinamos cómo ocurren estos problemas y qué pasos se pueden tomar para superarlos.

¿Por qué necesitamos un incentivo?

Ganamos peso porque tomamos más energía de la que usamos. Ya sea porque comemos demasiadas calorías, o quemamos muy pocas, o ambas. Entonces, si queremos reducir el peso, necesitamos mejorar nuestros hábitos alimenticios y de ejercicio. Y esto no es fácil porque seamos sinceros: los viejos hábitos no se descartan fácilmente, especialmente si implican eliminar nuestras golosinas favoritas. Necesitamos un poderoso incentivo para ayudarnos a cambiar. Específicamente, necesitamos una respuesta a la pregunta: "¿Cómo me beneficiaré exactamente de perder peso?"

Ante esta pregunta, muchas personas que hacen dieta no tienen respuesta. Los que lo hacen, generalmente responden: "Me sentiré mejor" o "mejorará mi salud". Otros explican que están tratando de perder peso para complacer a su médico o su pareja, o simplemente porque tienen "sobrepeso". Desafortunadamente, ninguna de estas razones es lo suficientemente fuerte como para ayudarnos a tener éxito. Entonces, cuando golpea la tentación, somos incapaces de resistirnos.

¿Qué tipo de incentivo es el mejor?

Nuestra motivación para perder peso debe basarse en un beneficio egoísta y específico. Un buen ejemplo podría ser unas próximas vacaciones en la playa, o una ocasión familiar, o el logro de un objetivo específico de movilidad o condición física. Debe ser lo más específico posible (los beneficios generales son inútiles) e idealmente relacionados con una fecha fija. Además, debe ser egoísta. Perder peso para complacer a otros rara vez funciona. El consejo que doy a mis clientes es básico. No te molestes en hacer dieta a menos que tengas un buen incentivo. Porque no importa cuán buena sea la dieta, no importa cuán valioso sea el plan de ejercicio, a menos que tenga una razón poderosa para cambiar sus hábitos, no tendrá éxito.

El hambre mata las dietas

La mayoría de las personas que hacen dieta todavía están convencidas de que las calorías son su enemigo. Entonces, cuanto menos comen, más rápido es probable que pierdan peso. Esto no es verdad. En realidad, cuanto menos comemos, más hambre tenemos y más fácil es caer en la tentación. El cuerpo humano está entrenado para comer cuando tiene hambre y ninguna cantidad de fuerza de voluntad neutralizará este impulso básico. Esta es la razón por la cual los atracones son una respuesta tan común a las dietas bajas en calorías.

Cómo evitar el hambre

No hay ciencia espacial aquí. Evitar el hambre simplemente significa comer regularmente durante todo el día y mantener su consumo de calorías por encima de 1000-1200 por día. Esto previene el hambre, lo que reduce la necesidad de comer en exceso y, además, ayuda a mantener un alto nivel regular de quema de calorías.

Comer demasiado en lugar de muy poco

Todos tenemos días en los que nos sentimos hambrientos, incluso cuando estamos a dieta. Esto no es problema, ¡simplemente come más! Siempre es mejor comer un poco demasiado que no lo suficiente. ¿Podría esto retrasar tu pérdida de peso? Si. ¿Y qué? Tomarse unos días adicionales para lograr su objetivo no es un problema.Porque al final del día, se trata de personas. Cuando estamos solos y aislados, el obstáculo más pequeño puede parecer una montaña. Pero cuando tenemos personas detrás de nosotros, todo es posible.

Notas:

1. Encuesta de pérdida de peso (octubre de 2005) por anneco-

llins.com.

Un total de 17,403 sujetos respondieron a la encuesta. Se les pidió elegir 3 de una lista de 10 problemas de dieta. Los resultados fueron los siguientes:

(1) Incentivo inadecuado (76%).

(2) Hambre (72%).

(3) Días malos (70%)
.

(4) Aburrimiento (69%).

(5) Estrés (60%).

(6) Interferencia de otros (51%).

(7) Demasiado comer fuera (32%).

(8) Comer a la carrera (28%).

(9) Mal estado de salud (5%)

(10) Falta de sueño (1%).

37. MALOS DÍAS Y EL PROBLEMA DE LA PERFECCIÓN

Ninguna dieta es perfecta. La verdad es que todas las personas que hacen dieta experimentan "malos días" o caen en tentaciones ocasionales. Lamentablemente, la mayoría de las personas que hacen dieta insisten en "ser perfecto". No pueden tolerar estos lapsos. Entonces, si (por ejemplo) visitan a un amigo y terminan comiendo 2 recipientes de helado y una caja de galletas, se hacen pedazos. "¡Soy inútil!" ellos lloran. "Soy un fracaso." Abrumados por la culpa de no ser perfectos, abandonaron su dieta con disgusto.

Es la culpa que hace el daño

En esta situación, el atracón real suele ser bastante inofensivo. Quiero decir, necesitamos comer una gran cantidad de alimentos (más de 3500 calorías) para ganar incluso una libra de peso. El daño real es causado por la culpa resultante. Y esto es lo que debemos abordar.

La culpa proviene de tratar de ser perfecto

Todas las personas que hacen dieta cometen errores y esto es perfectamente normal. Tener un atracón ocasional no es motivo de alarma, y mucho menos de culpa. Incluso mis clientes más exitosos, aquellos que han perdido más de 100 libras, tuvieron fallas regulares. La diferencia es que no se veían a sí mismos como individuos "perfectos". Entonces, se sintieron "con derecho" a cometer errores ocasionales, y usted también debería hacerlo. Una vez que acepte esto, encontrará que hacer dieta es mucho más fácil.

Necesitamos apoyo para hacer estos cambios

Para superar los 3 problemas descritos anteriormente, un primer paso esencial es encontrar el soporte adecuado. Esto es tan importante como elegir el plan de dieta adecuado porque no importa cuán buena sea la dieta, no puede motivarte a mantenerte en el camino, solo las personas pueden hacerlo. Hacer dieta es diez veces más fácil cuando recibes el aliento de otros. Entonces, al elegir un programa de pérdida de peso en línea, elija uno con un foro activo. Porque al final del día, se trata de personas. Cuando estamos solos y aislados, el obstáculo más pequeño puede parecer una montaña. Pero cuando tenemos personas detrás de nosotros, todo es posible.

Notas:

1. Encuesta de pérdida de peso (octubre de 2005) por anne-collins.com. Un total de 17,403 sujetos respondieron a la encuesta. Se les pidió elegir 3 de una lista de 10 problemas de dieta. Los resultados fueron los siguientes:
(1) Incentivo inadecuado (76%).
(2) Hambre (72%).
(3) Días malos (70%).
(4) Aburrimiento (69%).
(5) Estrés (60%).
(6) Interferencia de otros (51%).
(7) Demasiado comer fuera (32%).
(8) Comer a la carrera (28%).
(9) Mal estado de salud (5%).
(10) Falta de sueño (1%).

38. PÉRDIDA DE PESO Y OPTIMICÉ SU ESTILO DE VIDA

A pesar de nuestra propensión nacional a comer en exceso, hacer menos ejercicio y crecer constantemente más pesados y más fuera de forma, todos anhelamos ser delgados, en forma y atractivos. Nuestra cultura premia lo delgado y lo bello; mira cómo devoramos los chismes de celebridades, hipnotizados por el aspecto y la energía de nuestros favoritos actuales.

¿Por qué la discrepancia entre nuestras aspiraciones y nuestra realidad? Hay una gran cantidad de razones, la mayoría de las cuales se remontan al simple hecho de que la vida se interpone en el camino.

"Me encantaría reducir mi consumo de alimentos", pensamos, "pero tengo que asistir a todas estas funciones de trabajo y tener poco control sobre las comidas que se sirven". "Realmente me gustaría ponerme en forma", nos quejamos, "pero no hay tiempo libre y no puedo permitirme un entrenador personal como las estrellas de cine que veo". "Tengo muchas ganas de cuidar mi piel y mi cuerpo", nos lamentamos, "pero estoy tan ocupado que una ducha rápida y un poco de crema hidratante es todo lo que puedo adaptar a mi agenda".

Sería maravilloso tener mucho tiempo libre: planear nuestros días; cocinar comidas bajas en calorías y saludables; hacer ejercicio sin limitaciones de tiempo; para poder consentirnos sin la presión de los plazos. Desafortunadamente, nuestras vidas son demasiado agitadas para que eso suceda en el futuro previsible. Podemos levantar las manos con frustración y unirnos a las legiones de personas con sobrepeso e incapaces, o podemos elaborar un plan personal que se ajuste a nuestro estilo de vida, llevándonos a donde queremos ir, aunque no tan rápido o completamente como nosotros. Preferiría.

Su vida, su tiempo, las demandas y responsabilidades que enfrenta varían de forma individual. Deberá calcular lo que funciona para usted y lo que no se puede acomodar de manera realista. Aquí hay algunas ideas para considerar:

1. Dieta

Comer en la carrera, en su escritorio o en el circuito de pollo de goma, causa estragos incluso con los mejores planes de dieta. Si pesas incluso una libra más de lo que deseas, trata de identificar hacia dónde te estás desviando.

Si la comida rápida en camino a una cita es su perdición, mire lo que ordena. Casi todos los pasajes en estos días ofrecen ensaladas. Los problemas con esas ensaladas pueden minimizarse tirando la bolsa de picatostes (fritos) y omitiendo los aderezos envasados (cargados de grasa). Lleve su propio recipiente individual de aderezo bajo en calorías, opte por té helado (sin azúcar), café negro o un refresco dietético, y evité esas colas cargadas de azúcar como las plagas que son.

Si almuerzas en tu escritorio, pregúntate qué estás comiendo. Si se trata de una comida, por supuesto, coma una hamburguesa con queso o un sándwich. Simplemente deseche el pan o el bollo y coma con un cuchillo y tenedor de plástico, cortados en trozos del tamaño de pasas que lo llenen rápidamente. ¿Papas fritas y aros de cebolla? Simplemente no quieres ir allí.

¿Su oficina siempre está llena de refrigerios y golosinas (como la mayoría de ellos parecen estar en estos días)? Cuando lleguen los refrigerios, vaya al baño o, mejor aún, dé un paseo rápido por el edificio para aumentar su poder "no" y despejar la visión de golosinas de su cabeza.

Si los almuerzos de negocios, cenas o esos horribles banquetes de reuniones son sus obstáculos, planifique con anticipación. El almuerzo es relativamente fácil: ensalada (con su aderezo, por supuesto) o pescado y requesón están disponibles en casi cualquier lugar. Para la cena, pruebe dos aperitivos bajos en calorías en lugar de un plato principal. Lo mejor de todo es algo en lo que tiene que trabajar: patas de cangrejo, camarones sin pelar, una alcachofa (sostenga la holandesa): tomará mucho tiempo y nadie notará lo poco que realmente está comiendo.

Los banquetes son particularmente difíciles porque se coloca un plato frente a ti, lleno de comida que nunca pedirías por elección. Corte las proteínas y verduras que haya en trozos pequeños y mastique lentamente. Extienda el resto sobre su plato y juegue con él para retrasar la aparición de un postre almibarado. Tome una taza de café negro y colóquela directamente frente a usted para frustrar al ansioso camarero castor que sigue intentando deslizar un plato de pastel sobre su mesa.

Entretener en el hogar crea un conjunto diferente de problemas porque generalmente conoces a la anfitriona y quieres evitar crear sentimientos negativos. Recurre a las alergias, ya que nadie quiere verte estallar en colmenas en medio de su fiesta. Lleve consigo una gaseosa o agua mineral y nadie se dará cuenta de que no está bebiendo.

Durante un período de tiempo, estos pequeños cambios pueden tener un impacto significativo en su peso. Si tiene hambre cuando llegue a casa, asegúrese de tener un poco de proteína líquida o un batido de salud disponible para completar sus necesidades nutricionales diarias.

2. Ejercicio.

Con las mejores intenciones, millones de nosotros compramos membresías de gimnasios. Si todos los usáramos de manera regular, como nos prometemos que lo haremos, habría filas de espera en las calles. Los clubes de salud pueden seguir inscribiendo a más y más miembros porque saben que el número de clientes habituales se mantendrá más o menos igual que los nuevos afiliados aparecerán en una explosión de entusiasmo inicial, pero dentro de unas pocas semanas
Cortas se desvanecerán gradualmente.

A menos que tenga un trabajo con horarios muy regulares, algo que pocos de nosotros disfrutamos en estos días, es difícil comprometerse a ir a algún lugar regularmente. Queremos ir pero luego surge una reunión importante, nuestra pareja nos pide que hagamos algo o los niños nos molestan para llevarlos a algún lado.

Nuestras vidas de alta demanda casi nos obligan a hacer ejercicio en casa. La televisión está repleta de equipos para el hogar que prometen aplanar nuestros abdominales, definir nuestras piezas y re esculpir todo nuestro cuerpo. A pesar de sus garantías de que el equipo se pliega fácilmente, sabemos que nuestros pisos nunca pueden acomodar un Bowflex o un Nordic Track. ¿Dónde viven esos compradores? Sospechamos que en los suburbios, donde el equipo costoso pronto se relega al sótano o al garaje para acumular polvo hasta que llegue alguna venta de garaje en el futuro. El equipo, a excepción de los artilugios mínimos, como bandas elásticas y pesas para las manos, es demasiado problema, y su instalación lleva demasiado tiempo.

Introducir el ejercicio en su horario se maneja con mayor facilidad (y, por lo tanto, es más probable que se repita regularmente) mediante actividades que pueden iniciarse sin ningún tiempo de preparación, ropa especial o largos períodos sin interrupción. Las viejas reservas de flexiones, abdominales, estiramientos con pesas, yoga y calistenia han resistido la prueba del tiempo por una razón. Se pueden insertar en su apretada agenda en momentos extraños del día y no requieren preparación, excepto un breve calentamiento. Algunos programas más nuevos: Callanetik, Pilates (algunos), ejercicios asesinos y entrenamientos en video también cumplen con estos requisitos.

Cuando inesperadamente encuentre una media hora secreta gratis, camine y, si puede, aumente sus beneficios con un brote ocasional.

Es posible que dicho plan no lo convierta en un Sr. o Sra. Universo, pero lo mantendrá ágil y semi-en forma evitando esa culpa devoradora de energía que desarrolla cuando coloca la vista demasiado alta y luego no logra cumplirla.

3. Cuidar de ti mismo.

Todos hemos leído los relatos de Cleopatra bañándose en leche de culo para blanquear y suavizar su piel. Pero ella era una reina, ¡por el amor de Dios! No tuvo que levantarse al amanecer para luchar contra el tráfico hacia la oficina. No tenía que cuidar a un esposo, una casa o un hijo. Tendría tiempo para bañarse sin prisa si no fuera por limpiar la casa, lavar la ropa, terminar ese informe para la oficina, ayudar a los niños con su tarea, cocinar la cena y recoger a la tía Mildred en el aeropuerto.

Sabemos que debemos cuidarnos a nosotros mismos. Queremos realizar las rutinas que evitarán los signos de la edad que esperan a la vuelta de la esquina. Me encantaría tomar un baño o una ducha diaria larga, pulir nuestra piel a la perfección con una esponja vegetal y polvos exfoliantes, envolvernos en suavizantes y lociones para la piel, y mimar nuestra cara y cabello con limpiadores especiales, mascarillas y abrillantadores de la piel.

De nuevo, nuestras vidas se interponen en el camino. Desarrollamos una rutina mínima de desmaquillarte, tóner y practicamos relajación, escuchamos música o caminamos bajo la lluvia. Úselo para mimar cada parte de su cuerpo y espíritu. Úselo para pensar en usted, sus objetivos y sus sueños. Úsalo para apreciarte a ti mismo y las cosas buenas que la vida te ha traído. Úselo para establecer planes para el autodesarrollo futuro y úselo para convertirse en su mejor amigo y confidente.

Nuestras vidas están tan llenas de lo que tenemos que hacer que nuestros deseos y necesidades internas a menudo no se satisfacen. Incluso en el horario más ocupado y exigente, hay momentos que podemos forjar para nosotros mismos, pero solo si insistimos absolutamente en ello. En este momento es el momento de ser asertivo sobre ti mismo. Tú también mereces un breve momento al sol.

39. CONSEJOS PARA PERDER PESO DE MUJERES REALES

Todos tienen sus consejos favoritos para bajar de peso. Aquí hay un puñado de sugerencias de dieta de mujeres reales que afirman que realmente funcionan.

Tomo un vaso de agua de 12 onzas (0,45 kg) antes de sentarme a comer. Me llena y no como tanto en las comidas. - Mónica, 22

Mi arma secreta es el chicle sin azúcar. Cada vez que tengo ganas de una merienda o algo dulce, me lo meto en la boca y empiezo a masticar. Funciona como un encanto cada vez. Lady, 43

Tejer funciona de maravilla. Solía picar como un cerdo mientras veía la televisión por la noche. Desde que comencé a tejer, he perdido casi diez libras, y sé que es porque mis manos están demasiado ocupadas para reventar cosas en mi boca. -Liz, 25

Tiene un sabor horrible, pero realmente funciona. Mi abuela me dijo que tomara una cucharadita de vinagre de sidra antes de cada comida para comer las grasas. - Diane, 21

¡Apoyo de los compañeros! No hay nada como sentirse culpable por decepcionar a tus amigos para que salgas y hagas ejercicio. Tengo citas para jugar tenis o salir a caminar, sin dar marcha atrás cuando alguien más cuenta conmigo. -Cara, 22

Muy bien, esto va a sonar muy tonto, pero cuando tengo que perder peso, solo como alimentos que puedo comer con palillos. No soy excelente con ellos, así que no como mucho. -Lisa, 32

Cuando estoy sentado en el tráfico o en mi escritorio, hago ejercicios de estiramiento de abdomen. Simplemente jale su barriga, sostenga hasta 20 y suelte. Haga eso unas veinte veces y realmente puede sentirlo. - Sheila, 52

Agua. Tomo mucha, mucha agua cuando estoy a dieta. Ayuda a limpiar el sistema y me mantiene fresco. También ayuda con el mal aliento que tengo cuando sigo una dieta alta en proteínas. - Dana, 34

Siempre salgo corriendo por la puerta y olvido el desayuno, y luego termino comiendo en mi escritorio a media mañana. Ahora guardo una caja de Carnación Instante Desayuno en la sala de descanso y me preparo uno tan pronto como llegue al trabajo. No más golosinas ansiosas a las 11 am. -Deb, 45

Cuando estoy a dieta, mantengo frutas y verduras frescas, todas cortadas y listas para llevar en pequeños recipientes de refrigerios. Si hice todo el trabajo de hacerlos, me los comeré en lugar de agarrar una bolsa de papas fritas sobre la marcha. -Ame, 16

Me desnudo y me miro en el espejo al menos una vez a la semana. Es fácil ver el progreso que hice y cuánto me queda por hacer. Vinnie, 34

Me compro algo realmente escurridizo y lo cuelgo donde puedo verlo todos los días. El truco es que solo puede ser aproximadamente un tamaño demasiado pequeño; si es más pequeño que eso, simplemente me doy por vencido. Pero si el objetivo es "ese" cierre, es un verdadero motivador. --Shanae, 24

¿Tienes un consejo de dieta favorito? Haga su lista o solicite a sus amigos que completen algunas. Cuantas más estrategias tenga para ayudarlo a mantenerse en su dieta, más probabilidades tendrá de tener éxito.

40. QUÉ ES LA DIETA MEDITERRÁNEA

En 1993, la Facultad de Medicina de Harvard publicó los resultados de una investigación que estudió las dietas de los países que bordean el Mediterráneo. Sus hallazgos sugirieron que las grasas y los carbohidratos NO eran los principales culpables de la obesidad y las enfermedades cardíacas, sino que las grasas y los carbohidratos CORRECTOS deberían ser la base de una dieta saludable. El estudio señaló bajas tasas de obesidad, diabetes y enfermedades cardíacas en toda la región como prueba de su contención.

¿Qué es exactamente la dieta mediterránea y puede ayudarlo a perder peso? En realidad, no existe una dieta 'mediterránea': es una recopilación de la forma en que comen las personas en los países que rodean el mar Mediterráneo. A pesar de las diferencias en los detalles reales, todos esos estudios basaron sus dietas en las mismas proporciones de grupos de alimentos y calorías, y todos incluyeron el aceite de oliva como su principal fuente de grasa. De hecho, sus dietas contenían mucho más que las recomendaciones hechas por el USDA: 40% en lugar del 30% recomendado para la mayoría de los estadounidenses sanos. Aun así, la evidencia era irrefutable. Por lo tanto, debe haber sido el TIPO de carbohidratos y grasas que hacen la diferencia.

La dieta mediterránea consta de las siguientes pautas:

60% del total de carbohidratos de granos, frutas y verduras

Estos incluyen arroz integral, verduras y frutas frescas, panes y cereales integrales, polenta, pasta (hecha con granos integrales, harina blanca no refinada)

Uso ahorrativo de carnes rojas, pescado y aves de corral

El típico Mediterráneo adulto consume alrededor de 15 onzas (0,57 kg) (0,57 kg) de carne roja y aves de corral por semana. Otras 5-15 onzas (0.57 kg) de pescado por semana representan la mayor parte de su ingesta de proteínas de carne. Compare eso con la dieta típica estadounidense que podría incluir un filete de 1 libra (0,45 kg) para la cena una noche, una pechuga de pollo de 1/2 libra (0,25 kg) la siguiente, y así sucesivamente.

Aceite de oliva

El aceite de oliva no es un aceite milagroso. Sin embargo, es mono insaturado, una buena grasa. Las grasas mono insaturadas ayudan a reducir el colesterol en lugar de aumentarlo, y son formas saludables de agregar grasas a su dieta (y sí, a pesar de que pensamos en la grasa como una mala palabra, su cuerpo necesita algo o no puede usar muchas de las vitaminas que le das!)

El otro componente importante del estilo de vida mediterráneo fue la actividad. El día típico del Mediterráneo incluye caminar en lugar de conducir, actividad física en él campo o en el hogar y recreación. La actividad física es vital para ayudar al cuerpo a perder peso y mantener su nuevo peso una vez que lo alcanza.

El secreto para perder peso con la dieta mediterránea es basar sus comidas en carbohidratos saludables: vegetales de hojas verdes, vegetales de colores brillantes, granos integrales y comidas. Use la carne con moderación: no más de 3-6 onzas (0.23 kg) (0.23 kg) por día. Derive la grasa de la dieta de fuentes vegetales o del aceite de pescado. Haga ejercicio regularmente para acelerar su metabolismo. La dieta mediterránea no es un régimen de pérdida de peso. Es una nueva forma de comer que lo ayudará a alcanzar su peso ideal y permanecer allí cuando llegue allí.¿Qué

MANFRED O. KOEPPEL

es la dieta de la zona

41. ¿QUÉ ES LA DIETA DE LA ZONA?

La dieta de la zona es una de las cinco dietas más discutidas que se respaldan actualmente. Desarrollado por Barry Sears, un ex investigador del MIT, se basa en mantener los niveles de insulina al lograr un equilibrio entre los carbohidratos y las proteínas en cada comida.

Sears especifica que la principal causa de obesidad es un desequilibrio de insulina en el cuerpo. Sostiene la dieta actualmente recomendada por la mayoría de las instituciones médicas es alta en carbohidratos y baja en grasas, una combinación que, según él, contribuye a la producción de demasiada insulina y produce obesidad.

La dieta de la zona se basa en el concepto de lograr un estado fisiológico en el que la insulina y los Eikosanoid, dos hormonas, se mantienen en zonas afectadas equilibradas. Al controlar el equilibrio de insulina y Eikosanoid, aumenta la pérdida de grasa y la probabilidad de enfermedades cardíacas y diabetes, modifica la inflamación y aumenta el flujo sanguíneo, y aumenta su resistencia física y mental.

La dieta de la zona

El programa de dieta de The Zone está diseñado para equilibrar la ingesta de proteínas y carbohidratos en 1 parte de proteína por 4 partes de carbohidrato. Se aconseja una ingesta moderada de carbohidratos, proteínas y grasas para controlar la insulina.

Prescriba una cantidad máxima de proteína baja en grasa en una comida a 3-4 onzas (aproximadamente 151 g), que es casi exactamente la recomendación del USDA y la FDA. La mayoría de los carbohidratos en la dieta de la Zona provienen de vegetales y frutas, con cantidades limitadas de pan, arroz, papas y granos. La mayor parte de la ingesta de grasas debe provenir de grasas mono insaturadas como el aceite de oliva, el aceite de cártamo y otros aceites 'saludables para el corazón'.

Si bien esto suena bastante similar a la dieta Atkins (restricción de carbohidratos), las diferencias son claras. Atkins recomienda una dieta alta en proteínas sin tener en cuenta las grasas, con la intención de provocar cetosis, una afección potencialmente poco saludable. Las dietas altas en carbohidratos recomiendan aumentar los niveles de carbohidratos e inducir la producción de insulina que, según Sears, aumenta el aumento de peso. En cambio, Zone Dieta recomienda lograr un equilibrio óptimo de nutrientes con cantidades moderadas de proteínas, carbohidratos y grasas, todos jugando un papel importante.

El otro componente de la dieta de la Zona digna de mención es la suplementación de la dieta con aceite de pescado. El aceite de pescado, especialmente el aceite de pescado de grado farmacéutico, proporciona ácidos grasos omega 3 que son un componente importante en las células sanas. Estudio tras estudio en los últimos cinco años ha confirmado la importancia del pescado y los ácidos grasos omega 3 en la dieta.

Una comida de muestra en el plan de alimentación de The Zone podría incluir:

1 porción de 3 oz (0.11 kg) de salmón asado
Ensalada de espinacas con manzanas y nueces aderezadas con aceite de nuez y jugo de limón
1/2 taza de arroz integral
1 vaso de jugo de frutas o vegetales
El plan de alimentación recomendado por la dieta La zona com-

bina pequeñas porciones de proteínas bajas en grasas, grasas y verduras y frutas ricas en fibra. También identificamos algunas proteínas con cada comida o merienda, y al menos 3 comidas y 2 meriendas al día.

¿Quién debe usar la dieta de la zona?

Como siempre, si está bajo el cuidado de un médico por cualquier afección médica crónica, debe consultarlos antes de embarcarse en cualquier plan de dieta que cambie sus hábitos alimenticios. Existen diferencias significativas entre la dieta de la zona y la recomendación para diabéticos y pacientes cardíacos, por ejemplo. En general, las porciones recomendadas de alimentos y el equilibrio entre ellos es consistente con una dieta saludable y se puede mantener durante toda la vida.

42. 7 FORMAS BAJARÁ PARA MAXIMIZAR SU QUEMA DE GRASA EN EL GIMNASIO

Hola, todos queremos arrojar algunas libras y volver al cuerpo que teníamos cuando éramos más jóvenes y no lo apreciamos, pero se necesita disciplina, planificación y dedicación para que eso suceda. Con demasiada frecuencia, las personas pierden 10 o 15 libras (aproximadamente 7 kg) y luego parecen dejar de perder peso. Definitivamente hay una razón por la que esto sucede y no debe verse como un fracaso o una excusa para renunciar a sus objetivos de pérdida de peso. Aquí hay 7 formas absolutamente asesinas para maximizar su rutina de quema de grasa y ayudar a asegurar el éxito con sus objetivos de pérdida de peso.

1) ejercicio anaeróbico

Si crees que solo puedes correr vueltas o pedalear esa grasa, piensa de nuevo. El tejido muscular es lo que quema la mayor cantidad de calorías en nuestros cuerpos y usted necesita pesas para crear músculos más grandes que quemarán más calorías. Ahora, aunque los ejercicios aeróbicos como el ciclismo o la natación también son necesarios, el hecho es que desarrollar músculos más grandes es la mejor manera de perder peso y no recuperarlo. Esto se debe a que está creando una máquina de quema de calorías más eficiente al levantar pesas que le asegurarán el éxito con sus objetivos de pérdida de peso.

2) Calentamiento y enfriamiento

Calentar antes de hacer ejercicio y tomarse el tiempo para refrescarse después con algunos ejercicios ligeros generalmente no se considera esencial para un programa de quema de grasa. Sin embargo, la razón por la cual muchas personas tienden a renunciar a sus objetivos de pérdida de peso es porque no pudieron ver el progreso que esperaban cuando comenzaron. Una lesión, incluso una que solo dura unos pocos días, puede establecer sus objetivos de pérdida de peso por semanas y provocar una pérdida de estimulación. Necesita planificar veinte minutos adicionales en su rutina de levantamiento de pesas para estas dos actividades esenciales o corre el riesgo de lesionarse y descarrilar su plan de pérdida de peso.

3) Dieta, Dieta, Dieta

Esto no debería ser un asesino, era maximizar sus objetivos de pérdida de peso, pero lo es. La razón de esto es que las personas tienden a pensar en perder peso de dos maneras: dieta o ejercicio. Hey, estos dos van de la mano y nunca vas a maximizar tu rutina para quemar grasa en el gimnasio a menos que cuides tu cuerpo fuera del gimnasio. Deja de pensar en las comidas en términos de tres: en cambio, piensa en 5 comidas con porciones más pequeñas. Recientemente, la FDA desarrolló una nueva pirámide alimenticia con esta idea en mente y debe verificarla antes de comenzar su programa de quema de grasa, ya que puede ahorrarle mucho tiempo y energía si obtiene la parte de la dieta incluso antes de entrar en el gimnasio.

4) Planificar entrenamientos

El cuerpo es la máquina más compleja del planeta y no puedes esperar ingresar a un gimnasio y saltar sobre una máquina o algunas pesas y pensar que vas a ver los resultados que deseas sin saber cómo afectan tu cuerpo. La rutina de ejercicio ideal se realiza solo 3 o 4 veces por semana y solo durante 30-45 minutos a la vez. No puede trabajar su cuerpo más que esto porque en realidad hará que sus músculos se descompongan, lo que significa que quemará menos calorías y, por lo tanto, no maximizará su rutina de quema de grasa en el gimnasio. Si tiene dudas sobre qué tipo de rutina es ideal para sus objetivos, no tenga miedo de consultar a un entrenador físico para que lo ayude a configurar el programa que mejor se adapte a usted.

5) Suplementos nutricionales

Si realmente desea maximizar su rutina de quema de grasa en el gimnasio, debe considerar el uso de suplementos nutricionales. ¡Ahora no estoy hablando de esos suplementos locos que prometen quemar grasa para ti mientras te sientas y miras televisión! Estoy hablando de ácidos grasos esenciales, aminoácidos, proteína de suero ... Cosas que realmente maximizarán sus entrenamientos que no siempre puede esperar obtener en los alimentos que come todos los días. Nuevamente, consulte a un entrenador físico si desea saber qué suplementos son mejores para sus objetivos de pérdida de peso.

6) Establecer objetivos semanales

Sé que esto parece terriblemente obvio, pero la verdad es que la mayoría de las personas no están entusiasmadas con la idea de hacer ejercicio, por lo que es fácil para ellos saltarse una sesión o disfrutar de una pizza y pensar que lo compensarán la próxima vez. . Escucha, la próxima vez nunca llega y cuando dejas de ver que la balanza baja, la motivación parece detenerse. Al establecer objetivos semanales, puede realizar un seguimiento de su progreso y hacer que sea mucho más probable que se adhiera a los objetivos cuando vea que las cosas no van como se esperaba.

7) No más bocadillos nocturnos

Puede que este no tenga sentido, pero te aseguro que te ayudará a maximizar tus ejercicios para quemar grasa. La razón es tu metabolismo. Cuando comes justo antes de irte a la cama, te sacude el cuerpo y probablemente notes que te despiertas y no tienes hambre. Luego, se saltea el desayuno por completo o solo merienda en un bagel o algo de camino al trabajo.

El resultado: el cuerpo entra en modo de conservación. Esto significa que ralentiza su metabolismo y significa que está quemando menos calorías durante el día. Además, aumenta la probabilidad de bocadillos y, básicamente, simplemente prepara la escena para un mal ciclo. Comer cinco porciones más pequeñas por día también tiene que ver con su metabolismo, ya que se ha descubierto que el metabolismo sigue siendo más alto cuando hay un suministro constante de alimentos en el cuerpo. Es posible que no crea que los refrigerios nocturnos afectan la forma en que su cuerpo quema grasa cuando hace ejercicio, pero lo hace.

Ahora, algunas cosas enumeradas anteriormente son obvias, mientras que otras parecen tontas. Y, sin embargo, en conjunto y respetadas constantemente, estas 7 pequeñas ideas maximizarán su quema de grasa en el gimnasio y lo llevarán a ese cuerpo que puede ver en su mente, pero no al espejo mucho más rápido que si solo hace las cosas de manera desorganizada. Y de manera inconsistente.

Hacer dieta: ¡No puedo permitirme perder peso!

Estamos tan ansiosos por perder peso que nos tragamos las promesas de todos los gurús de la dieta en el planeta y deseamos con entusiasmo nuestro efectivo ganado con tanto esfuerzo, rezando para que esta vez funcione.

¿Cuáles son los costos de las dietas populares? El costo inicial es comprar la "Biblia" para la dieta o unirse al programa. Esas tarifas iniciales oscilan entre $ 20 o $ 30 por un libro y varios cientos de dólares por un programa personal.

Luego está la comida. Los estudios han demostrado que el costo promedio de las compras de alimentos de una semana, por persona, es ligeramente superior a $ 50. Para comenzar la dieta South Beach, agregue $ 25 adicionales por semana. Para las dietas Zone and Weight Watchers, el costo adicional es de aproximadamente $ 40, para Atkins de $ 50, para NutriSystems de casi $ 60 y para Jenny Craig de aproximadamente $ 85.

Espera un momento, dices. Estoy perdiendo peso al reducir el consumo de alimentos. ¿No debería eso AHORRARME dinero?

Mirándolo lógicamente, ciertamente lo pensarías. Pero no intentamos perder peso lógicamente, abordamos todo el proceso a través de nuestras emociones. Son nuestras emociones las que nos llevan a comprar cosas por impulso, también a inscribirnos en programas que sabemos que nunca completaremos, y a unirnos a proyectos que nunca perseguiremos activamente.

Nuestro pensamiento emocional es nuestra debilidad y no tiene nada que ver con la inteligencia, la educación o el nivel social. Todos nos vemos envueltos en estafas en algún momento de nuestras vidas, y todos ocasionalmente sufrimos del remordimiento del comprador, es parte de la experiencia humana.

Los especialistas en marketing y publicistas lo saben bien y pasan sus días inventando trucos de los que muy a menudo caemos. ¿Con qué frecuencia has marcado con entusiasmo un número 800 durante uno de esos brillantes infomerciales solo para recibir algo que no funciona como lo hizo en la televisión, está hecho de mala calidad o es demasiado complicado, y lo pones en la parte trasera de un armario donde acumula polvo hasta que finalmente lo arrojas?

Cuando se trata de nuestro peso, nuestras emociones reinan supremamente. Queremos desesperadamente ser más atractivos, más respetados y más deseables. Incluso nos someteremos a una cirugía dolorosa ya veces peligrosa para acercar nuestra realidad a nuestro ideal. Y robaremos nuestras huchas, agotaremos nuestras cuentas bancarias y agotaremos nuestras tarjetas de crédito para cualquier cosa que nos prometa un futuro esbelto.

¿Recibimos lo que pagamos? Algunas veces. Hay algunos discípulos exitosos en cada programa. Son sus fotos e historias las que se exhiben prominentemente en la literatura promocional. Es el viejo truco de "antes" y "después" que nos absorbe. Nuestra lógica (y una pequeña nota al pie) nos dice que los resultados presentados no son típicos.

El lado izquierdo cauteloso de nuestro cerebro se pregunta si podría haberse empleado un poco de aerografía. Entonces explota el lado derecho, lleno de deseo, intenciones bien intencionadas y una abrumadora necesidad de creer. Y nos enamoramos de nuevo.

Tenga en cuenta que nunca escuchamos ni vemos acerca de los fracasos, los cientos de miles que comienzan una dieta con tantas esperanzas y aún viven el resto de sus vidas con sobrepeso. Todas las dietas tienen sus fallas, pero nunca se molestan en mencionar exactamente cuáles son sus porcentajes. Pueden advertir que su programa debe seguirse exactamente para que funcione, pero seamos realistas. ¿Cuántos de nosotros podemos seguir una rutina inquebrantable durante las semanas, meses o años que nos llevará alcanzar nuestro peso ideal? Podemos ser criaturas de hábitos, pero la vida rara vez cabe en una caja inadecuada por mucho tiempo. Adaptamos la rutina para satisfacer nuestras necesidades inmediatas y todo se desmorona.

Más triste, más sabio, lleno de culpa y autocrítico, prometemos comenzar de nuevo hasta que, finalmente, nos rindamos. ¿Hay una mejor manera?

Podemos comenzar por darnos cuenta de que realmente no importa qué dieta elijamos. El secreto es abordar nuestras emociones, ese enamoramiento con la comida que, a nivel nacional, ha alcanzado proporciones de crisis. Tenemos que romper nuestro romance con lo que comemos y restaurar la comida a su lugar legítimo, algo que nos mantiene vivos y saludables, no nuestra principal fuente de emoción y autosatisfacción.

43. ¿SOY FLOJO?

¿Es la razón por la que ha habido un aumento en la obesidad debido al hecho de que los adultos en la sociedad actual son vagos? ¿Somos todos un puñado de teleadictos letárgicos que no hacen nada más que sentarse y comer todo el tiempo? Yo digo que no. En cambio, somos un producto de nuestra sociedad revolucionaria y tecnológica. No digo que podamos culpar a la tecnología, sino que, al igual que con nuestra juventud, los adultos también son un reflejo de la sociedad que los rodea. No es una excusa, pero es un pensamiento que reflexioné sobre la base de mi día típico.

Me levanto por la mañana, no con el sonido de un zumbido, un pitido o el sonido de la radio. Estas alarmas harían que mi sangre se acelerara desde el principio, pero presionaría para detener la locura. Luego volvería a suceder, y de nuevo, la barra de repetición. Después de algunas veces de esto, llegaría tarde al trabajo, me apresuraría a ducharme si tuviera tiempo, me apresuraría al auto y me iría rápidamente al trabajo. No en el mundo de hoy. En cambio, me despierto con el suave sonido del océano en mi radio de médicos y lentamente me despierto en paz. Sin bombeo de sangre, sin aumento de la frecuencia cardíaca. Solo tengo un despertar agradable, lento y fácil. Luego me dirijo a la ducha, donde doy una vuelta en mi reproductor de CD de la ducha y escucho algo que disfruto mientras me tomo mi tiempo dejando que el agua casi se enfríe.

Mientras me quito la toalla y me estoy vistiendo durante el período de la mañana, puedo escuchar cómo preparan mi café en la cafetera que está preparada para prepararme una taza todas las mañanas sin tener que hacer nada. Mientras me siento y bebo mi café pensando en el día que tengo por delante, me doy cuenta de que casi se ha ido, así que presiono suavemente un botón en mi llavero que enciende mi auto y lo calienta antes de llegar a él. Luego puedo dar un paseo tranquilo hacia mi automóvil, entrar y tener un agradable y tranquilo viaje al trabajo (salvo cualquier furia imprevista en la carretera). Nada como antes cuando tenía que correr hacia mi automóvil porque llegaba tarde la mayor parte del tiempo debido a la molestia de mi alarma o correr porque hacía frío y luego entrar y sacudir y temblar durante 10 minutos hasta que se calentó.

Una vez en el trabajo, me encuentro sacando mi tablet y viendo lo que está en mi agenda para el día. No, no más hojear las páginas de mi calendario o agenda de bolsillo. Mi jornada laboral es simple y sin incidentes, pero en lugar de tener que correr de un lado a otro de la oficina para enviar mensajes a todos, ahora puedo simplemente enviar un correo electrónico entre oficinas con solo presionar un botón. Cuando es hora de irme, vuelvo a encender mi automóvil desde mi oficina y conduzco a casa.

Al llegar a casa, preparé una cena de microondas que no tiene que ser picada, cortada, removida, mezclada, amasada, picada o incluso pinchada. Presione unos pocos botones y cinco minutos después estoy sentado frente al televisor viendo los programas que grabé en la grabadora digital de mi cable y comiendo mi comida nuclear de cinco minutos. ¿Habría hecho esto en el pasado? La respuesta es no porque habría tenido que hacer algo para comer físicamente, y no habría nada en la televisión que valiera la pena ver, así que comería e iría a hacer algo como trabajar en el jardín, limpiar la casa, jugar con los niños, lo que sea, algo más para ocupar el tiempo. Vaya, mientras comía, conseguí algunas migas en el suelo y luego dejé caer un poco más en el camino de regreso a la cocina. Oh, bueno, solo presionaré el botón de mi aspiradora robot y dejaré que limpie todo el piso como está reprogramado para hacerlo.

Finalmente, mi día está llegando a su fin y, en lugar de hacer algo realmente constructivo antes de irme a la cama, no puedo resistir la oportunidad de navegar por Internet por un tiempo, tal vez chatear con algunos amigos o familiares y revisar mi correo electrónico.. Además, tengo que conectar mi tablet a la computadora de todos modos. Ahora mi día flojo o tecnológicamente disfuncional está completo.

Toda esta historia me lleva de vuelta a mi pregunta que comenzó todo. ¿Soy flojo o solo soy un producto de mi entorno? Es la opinión de este autor que soy ambos. Hace años, incluso las cosas simples como preparar la cena serían ejercicios, pero ahora es demasiado fácil porque se hace en una caja. Hoy todo es fácil y la mayoría de los adultos son pesados porque las cosas son más fáciles y no requieren tanta energía. Eso no significa que en la sociedad somos perezosos, significa que no tenemos que esforzarnos tanto para lograr las rutinas diarias que se necesitan para completar el día. Sin embargo, podría pasar por el gimnasio de camino a casa o dar un paseo después de la cena, así que también soy vago. Internet me atrae noche tras noche y parece que no puedo hacer nada más después de la cena. ¡Qué vergüenza por tu tecnología por sostener esa pistola en mi cabeza!
Brad G. Morris

44. ¿QUÉ TIPO DE DIAETHER ERES?

Parece que todos los días escuchamos historias sobre personas que se unieron a un programa de pérdida de peso, ¡perdieron peso y se ven geniales! Las fotografías de antes y después proporcionan una prueba dramática de que sí, estos programas funcionan. Pero, ¿cómo decide qué programa de pérdida de peso es mejor para usted y lo hace funcionar?

Primero, debe recordar que el objetivo de un programa de pérdida de peso es bajar de peso y no recuperarlo. La dieta de Yoyó ejerce presión sobre su cuerpo que puede hacer que perder peso sea cada vez más difícil y volver a cargarlo es demasiado fácil. Es importante elegir un plan de dieta que lo ayudará a realizar cambios en sus hábitos alimenticios que durarán toda la vida.

Si eres una persona que hace dieta yo-yo, probablemente tengas un historial de oscilaciones entre dietas muy restrictivas y luego regreses a una alimentación 'normal' una vez que hayas perdido el peso que necesitas perder. Has demostrado que tienes fuerza de voluntad, ahora lo que necesitas es reeducación. En lugar de elegir un régimen estricto que abandonará cuando termine la dieta, comprométase a seguir las recomendaciones para una alimentación saludable del USDA y agregue media hora de ejercicio a su rutina diaria cinco veces por semana. Establecerá hábitos saludables que le quitarán los kilos y lo ayudarán a mantenerlos para siempre.

En segundo lugar, decida cuánta ayuda necesita. ¿Lo que te motiva? ¿Eres una persona privada por naturaleza, o lo haces mejor con mucho apoyo social? ¿Eres una persona de carácter fuerte que puede decidir hacer algo y "simplemente hacerlo", o necesitarás ayuda para superar la tentación?

Si prosperas con la motivación social, unirte a un programa de pérdida de peso como Weight Watchers o TOPS (Sacar libras con sensatez) podría ser la mejor opción para ti. Tendrás apoyo social, recompensas motivacionales y controles semanales para ayudarte a mantenerte en el camino y darte objetivos para alcanzar.

Luego, ¿te va mejor con instrucciones estrictas y regimentadas que te digan exactamente qué debes hacer paso a paso, o estás más feliz y más cómodo con un poco de flexibilidad?

Si lo hace mejor cuando tiene pautas estrictas a seguir y le gustan las rutinas, busque una dieta que le brinde menús diarios con medidas precisas y alimentos para comer. Si bien eso puede parecer restrictivo para muchas personas, el truco es hacer lo que funcione para usted. De hecho, una vez que alcanza su peso objetivo, puede suscribirse a una revista de alimentación o vida saludable que tenga menús diarios.

Si las dietas restrictivas y los menús inflexibles no son para ti, entonces prueba una dieta que te dé la opción de mezclar y combinar tus comidas dentro de ciertos parámetros. Ya sea que cuente carbohidratos, calorías o intercambios, una dieta como la dieta Atkins, Weight Watchers o Zone le brinda cierta flexibilidad dentro de los 'alimentos permitidos' prescritos.

Finalmente, ¿cuánto peso tienes que perder? ¿Cuánto tiempo has estado tratando de perderlo? ¿Los resultados rápidos lo mantendrán motivado, o es un progreso lento y constante todo lo que realmente necesita?

Intente un inicio rápido con la dieta Atkins para eliminar el peso inicial, una gran cantidad de agua, rápidamente, para que pueda ver los resultados de inmediato. Cuando los resultados de una alimentación tan restrictiva sean lentos, retome la actividad agregando un poco más de ejercicio y varíe un poco su dieta, pero cuente sus calorías y carbohidratos. Apunte a un peso constante de 1-2 libras (0.91 kg) por semana, pero si necesita un impulso adicional, vuelva a un patrón más restrictivo para darle un pequeño impulso a su metabolismo. El truco es nunca quedarse con una dieta extremadamente baja en calorías el tiempo suficiente para retrasar su metabolismo. Simplemente deje caer y recoja el nivel de actividad el tiempo suficiente para despertarse nuevamente.

45. ¿QUÉ SON 100 CALORÍAS AL DÍA?

Según la Asociación Estadounidense de Dietética, la diferencia entre la pérdida de peso y el aumento de peso puede ser de tan solo 100 calorías por día. La mayoría de los estadounidenses sufren de `` aumento de peso ", esas libras persistentes que se arrastran a lo largo de los años, en un promedio de aproximadamente 2 libras (0,91 kg) por año. Eso es 20 libras (aproximadamente 9 kg) en diez años. 40 libras (aprox. 18 kg) en 20. ¿Puede permitirse el lujo de pesar 40 libras (aprox. 18 kg) más de lo que lo hace ahora en veinte años?

La diferencia podría ser tan simple como eliminar 100 calorías diarias de su dieta diaria, o agregar 100 calorías diarias a su rutina diaria, o una combinación de ambas. ¿Qué tan difícil es eliminar 100 calorías al día de tu dieta? Echar un vistazo.

¿Eres amante del café? Si bebe su café con leche entera, puede ahorrar 100 calorías al día al tomar dos tazas con leche descremada.

¿Toma bebidas no dietéticas? Una Pepsi de 16 onzas (0.6 kg) tiene 250 calorías. Omita una Pepsi al día y reducirá dos veces y media la reducción de calorías sugerida.

Sustituya una rosquilla simple por una rosquilla de mermelada. Cortarás 120 calorías. ¿Crees que te va mejor eligiendo el croissant más ligero? Piensa otra vez. Un croissant tiene tantas calorías como una rosquilla de mermelada: 289.

Si come en Mc. Donalds omita el aderezo de su ensalada, o bien podría tener una hamburguesa. Un paquete de aderezo francés tiene 160 calorías.

Si sales con los chicos, bebe una cerveza menos. Cada cerveza de 12 oz (0,45 kg), incluso una marca ligera, promedia 100 calorías.

¿Quieres quemarlo en lugar de evitarlo? Aquí le mostramos cuánto tiempo necesita dedicar a diversas actividades para quemar 100 calorías.

Nadar enérgicamente por solo 15 minutos quemará 100 calorías.

Puede quemar 100 calorías por cada hora que haga tareas domésticas.

¿Solo tienes diez minutos? Saltar la cuerda. ¡Con 700 calorías por hora, puede quemar 100 calorías en solo 10 minutos!

Tejer durante una hora y quince minutos. Con 85 calorías por hora, no es un gran quemador de calorías, pero si combina eso con las papas fritas no puede masticar mientras está tejiendo, podría estar ahorrando algunas calorías sustanciales.

Quédese hasta tarde en la oficina por cuarenta más, a menos, por supuesto, que se pierda su entrenamiento en el gimnasio. Una hora de trabajo de oficina quema alrededor de 140 calorías.

Súbete al trampolín durante quince minutos. El ejercicio aeróbico moderado quema 400 calorías por hora. Pon música y baila en el vagabundo a través de cuatro canciones y te irá genial.

Dé un paseo de 10 minutos, pero apunte a un ritmo rápido. Caminar con energía quema 600 calorías por hora. Puedes quemar 100 en diez minutos.

Juega una partida de golf en el club. Media hora de golf, sin un carrito de golf, quema 120 calorías.

Lo bueno de todo es que puede incorporar cualquiera de las sugerencias anteriores en su rutina diaria y crear un hábito saludable que evitará los kilos de más y eliminará los que desea perder ahora.

46. ¿ES LA BARBACOA REALMENTE MÁS SALUDABLE?

La gente solía cuestionar los efectos nutricionales de la barbacoa porque les preocupaba el contenido de grasa de la comida tradicional de barbacoa, como los hot-dogs y las hamburguesas. Esa preocupación es válida, pero se puede evitar fácilmente sustituyendo pollo y pescado sin piel.

Desafortunadamente, los investigadores dicen que todavía hay otra preocupación sobre el impacto en la salud de asar cualquier carne de animales; Cuando se cocinan en el intenso calor de la barbacoa, se forman sustancias que claramente han demostrado ser cancerígenas (sustancias que pueden iniciar el desarrollo del cáncer). Y estas sustancias se desarrollan independientemente de si la carne roja o blanca es baja en grasa o alta en grasa.

En un informe histórico sobre la dieta y el riesgo de cáncer, el Instituto Americano para la Investigación del Cáncer (AICR) señala que a medida que la carne, roja o blanca, se cocina, las sustancias naturales que contiene reaccionan bajo un calor intenso para formar compuestos llamados aminas heterocíclicas (HCA) que se han relacionado con un mayor riesgo de cáncer en algunos estudios con animales. Cuanto más largo es el tiempo de cocción y más alta la temperatura, más se forman estas sustancias cancerígenas.

Los estudios en el Journal of the Nacional Cancer Instituto han demostrado que las personas que con frecuencia comen carne muy dorada o muy bien hecha tienen de tres a cinco veces más probabilidades de desarrollar cáncer de mama, colon y estómago que aquellos que la comen con menos frecuencia. Los estudios de roedores demostraron que estos HCA se distribuyen al tejido mamario (mama) y causan cambios en el material genético de una célula. Sin embargo, no tenemos pruebas de que este proceso ocurra en las personas.

¿Esto significa que si te importa tu salud debes desterrar la parrilla? No necesariamente. Los investigadores señalan que la forma en que las personas hacen barbacoas afecta los riesgos. Por ejemplo, marinar carne o pollo incluso brevemente antes de cocinar reduce la cantidad de HCA formados en aproximadamente un 96 por ciento. Cocinar parcialmente la carne durante dos minutos en el microondas justo antes de asar a la parrilla evita que el 90 por ciento de los HCA se formen normalmente.

Evite el carbón negro que a menudo se forma durante la parrilla, ya que está particularmente concentrado en sustancias que causan cáncer. Otros carcinógenos de preocupación provienen del humo. Puede limitar el contacto de la carne con el humo y disminuir este riesgo si eleva la parrilla un poco más del calor y elige carnes más magras y recorta toda la grasa visible para que no gotee y cause humo. Colocar la comida en un paquete de aluminio también evita fumar.

El resto de su comida también puede reducir los riesgos de asar a la parrilla. Las vitaminas antioxidantes y los fitoquímicos en frutas, verduras y alimentos te soy aparecen bloquear parte del daño que los HCA hacen a las células. Los estudios de la Universidad Estatal de Oregón demuestran que las sustancias en el té aumentan la capacidad del cuerpo para desintoxicar y excretar HCA antes de que causen daño.

Mira el balance general de tu comida. AICR recomienda que en cualquier comida, las proteínas animales como la carne, las aves y los mariscos no ocupen más de un tercio de su plato. Y eso es especialmente cierto cuando está a la parrilla. Al limitar su porción de carne, limita su exposición a HCA y otros carcinógenos. Y al disfrutar de una porción saludable de frutas, verduras y granos integrales, obtienes un montón de nutrientes y fitoquímicos que luchan contra el cáncer y promueven la salud. Si desea asar algunas de estas verduras, no hay problema, ya que la reacción de HCA ocurre solo en alimentos con proteína animal.

La actividad incidental es significativa en el proceso de perder peso, ya que puede quemar más calorías que depender solo de los medios dietéticos. La grasa se quema del cuerpo cuando las células se oxidan para liberar energía en forma de ejercicio o movimiento. Cuando el ejercicio se realiza de manera lenta a moderada, la mayor parte de la energía se toma de las reservas de grasa.

La pérdida de grasa proviene de las células grasas de todo el cuerpo, no de una o más áreas específicas, por lo que no es posible la reducción puntual de un área determinada. La principal prioridad de este artículo es mostrarle la forma más rápida y segura de perder grasa del cuerpo.

La clave para un entrenamiento aeróbico efectivo que queme la cantidad máxima de grasa es la consistencia a largo plazo, no la intensidad. No importa si corres una milla, trotas o caminas una milla, quemarás exactamente la misma cantidad de calorías.

El mejor ejercicio con el propósito de perder grasa es caminar rápido, ya sea en interiores, en la cinta o en exteriores. Lo que muchos no saben es que caminar produce un mayor porcentaje de pérdida de grasa en lugar de correr o correr. Otras actividades aeróbicas son la cinta de correr, bicicleta, escalador o cualquier otro equipo de entrenamiento que se encuentre dentro o fuera del gimnasio.

Camine o haga ejercicio hasta que esté resoplando suavemente y mantenga esa velocidad hasta el tiempo asignado. Si sus actividades aeróbicas lo dejan jadeante o sin aliento, está yendo demasiado fuerte, su energía proviene de sus reservas de carbohidratos y no de sus reservas de grasa. Intente caminar rápido durante una hora al día todos los días de la semana si puede.

Estos son algunos de los beneficios de la caminata rápida.

Fácil de realizar
Más convencional
Todo movimiento corporal natural
No causa lesiones
Se puede hacer en cualquier lugar
El mejor ejercicio de esfuerzo mínimo para la pérdida de grasa

La investigación muestra que caminar de forma regular y enérgica es uno de los mejores ejercicios que podemos hacer para estar en forma en general. Se adapta a personas de todas las edades y niveles de condición física, es fácil comenzar y no hay una técnica complicada para aprender o equipos para comprar.

Caminar es una excelente manera de ponerse en forma porque usa casi todos los músculos y, como tiene que cargar con su peso corporal, puede hacer un buen ejercicio.

También es más seguro en las articulaciones y la espalda que la mayoría de las otras formas de ejercicio porque no estás saltando arriba y abajo, por lo que el impacto es bajo.

Los estudios han demostrado que hacer una caminata diaria de 20 minutos puede reducir el riesgo de ataque cardíaco hasta en un 50%, también reduce la presión arterial alta y ayuda a quemar grasa para mantener el peso bajo control.

Caminar y otros ejercicios con pesas (entrenamiento de fuerza) ayudan a aumentar la masa ósea, lo que protege contra la osteoporosis y las fracturas óseas.

En las primeras dos semanas, realice una caminata de 20 minutos cada dos días y luego aumente esto a 40 minutos. Al principio, intente hacer cinco caminatas de 20 minutos por semana por un total de 100 minutos a la semana. Una vez que se acostumbre al ejercicio regular, aumente esto a 40 minutos durante cinco veces por semana.

Luego puede aumentar gradualmente esto como mejor le parezca, si desea caminar todos los días durante 40 minutos o incluso una hora, que así sea. Recuerde que cuanto más camina, más grasa sé quemará. El mejor ritmo para el entrenamiento físico te dejará un poco sin aliento, pero aun así deberías estar cómodo y ser capaz de mantener una conversación.

A medida que esté en forma, querrá estirar un poco más para mantener su ritmo cardíaco alto. Intenta alargar tus zancadas, aumentando tu ritmo. Mantenga los hombros hacia atrás, el pecho levantado y la barriga hacia adentro cuando camina, mantenga la cabeza erguida para respirar abierta y fácilmente.

Consejos prácticos...

Si se siente estresado, intente contar sus pasos repetidamente del uno al diez mientras camina, esto ayuda a algunas personas a lograr un efecto meditativo y puede ser un gran alivio de la tensión cuando se practica durante más de 40 minutos.

Tómese el tiempo, mida la distancia o aumente el gradiente para que el entrenamiento sea más desafiante. Beba muchos líquidos durante y después de su caminata.

Haga de la seguridad su primera consideración. No camine después
Del anochecer, excepto en lugares bien iluminados y concurridos. Comience la caminata lentamente y luego aumente gradualmente el ritmo.

En todas las demás actividades, trate de moverse, moverse, moverse. Intente estacionar el automóvil más lejos de su destino para poder caminar una distancia adicional, ocultar todos sus controles remotos para que tenga que levantarse y cambiar los canales manualmente. Todos estos ayudan a quemar esas calorías adicionales y grasa corporal de su marco.

ACERCA DEL AUTOR

Manfred O. Koeppel

Nacido en Colonia, creció en Turingia y luego se mudó a Nuremberg. Estudió agricultura y comercio mayorista.

Trabajó en exportación en Italia y luego fue a Paraguay en 1974. 1990 de regreso a Alemania y 2003 a Tenerife.

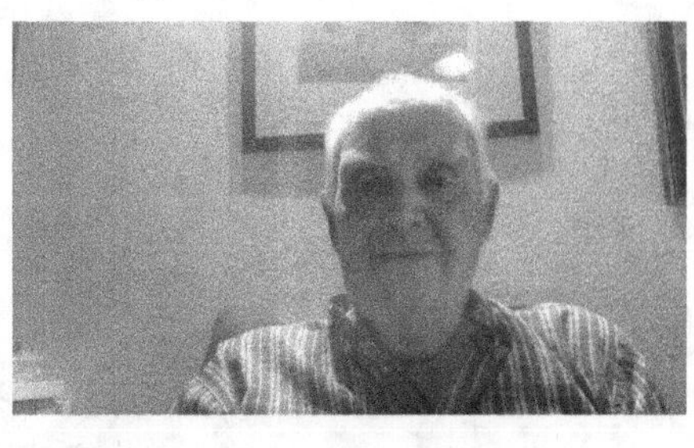

Debido a la muerte de mi esposa, quien murió de cáncer, escribí un libro sobre varios tipos de tratamiento. Busqué métodos de curación alternativos durante su enfermedad y asistí a muchos congresos con especialistas alemanes e internacionales más conocidos. Ahora que soy mayor, comencé a escribir de nuevo, mis primeros libros en rústica son "No tienes que pasar hambre si pierdes peso" y "La felicidad del mañana comienza hoy".